〈新訂第3版〉
すぐわかる
栄養指導実習

田中ひさよ
熊谷秀子

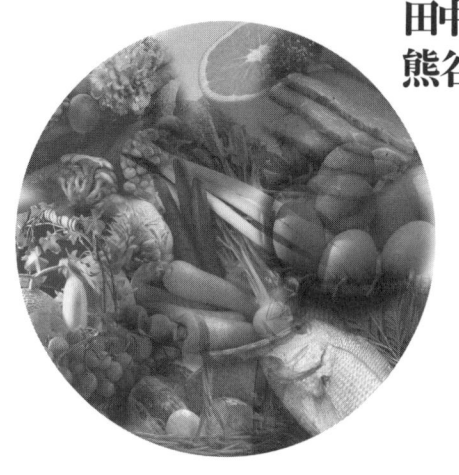

Houbunshorin
萌文書林

本書の特徴と活用の仕方

　本書は、栄養指導で最低限必要かつもっとも重要であるその基本を、よりわかりやすく詳細に学べるよう、それぞれの実習の手順を、本文の解説部分と分けて編集した。

　指導の手順のまとまりごとに「LET'S TRY!」として実習部分をまとめ、さらにその詳細な具体的な手順を「TRY」として分け、実際にみなさんが一人でも実習できるように構成してある。複雑になりがちな栄養素等の算出ページなどは、見開きで解説し、〈SAMPLE〉と〈EXERCISE〉を設け、〈SAMPLE〉を参照しながら〈EXERCISE〉で実習できるように作成してある。また、本書使用の数値は、「日本人の食事摂取基準（2020）」に準じたが、実際に使用しやすい数値に置き換えて活用しやすくしている。巻末には複写可能な「記録用紙」が添付されているので、本文に書き込んでしまっても、必要な用紙はコピーし、何度も同様な実習が行える。

LET'S TRY!	各実習のテーマ、ねらい、手順を説明。
TRY 1	手順にそって、書き込み形式で具体的に実習。
TRY 1 〈SAMPLE〉 TRY 1 〈EXERCISE〉	算出の仕方など複雑と思われる実習には、〈SAMPLE〉（例）を示し、その手順をわかりやすく説明し、〈EXERCISE〉で同じように実習を行うことができる。
巻末資料2 記録用紙	このマークの各用紙は、巻末資料2に記録用紙を設けてあり、何度も繰り返し基礎実習を各自行うことが可能！

　本書を活用して、たくさんの実習を行い、栄養指導の基礎を確実なものにしよう！

〈新訂版〉まえがき　—効率のよい栄養指導の実習（体験場面）を—

　栄養士法に、「栄養士とは、栄養士の名称を用いて栄養の指導に従事することを業とするものをいう」と明記されている。栄養指導は栄養士の仕事の中心的存在である。大学や専門学校で学ぶ、栄養学をはじめとする生化学、食品学、調理学、解剖学などの基礎的知識の基盤があって初めて成り立つものといってよい。

　一つの現象や問題点を、それぞれの学問のさまざまな視点から検討を加え、実態を正しく認識し、原因を解明したうえで、対象者にもっとも適した手法を使って、よりよい方向に導くことが栄養指導である。そのため、栄養指導を行うには十分な知識と多くの経験を必要とする。

　栄養指導を行う場は、一般の家庭や地域、医療現場、さまざまな給食施設と幅広く、対象者も健康の維持や増進を目的とする人、病弱者や疾病をもった人、機能低下や障害をもった人、高齢者や乳幼児と幅広い。その場その場に、また一人一人に合った栄養指導を行うことはとてもむずかしく、それぞれに合った栄養指導を行うためには、より多くの知識や実態の正しい認識が必要といえる。

　そのため、その重要性から、2002（平成14）年度より実施されている管理栄養士・栄養士養成の新カリキュラムでは、専門科目である応用栄養学のライフステージ別、臨床栄養学、公衆栄養学、給食経営管理論のすべての教科のなかに栄養指導を位置づけている。

　しかし、短い期間で、複雑な栄養計算、対象者の適正な食事摂取基準の算定による栄養評価をしたり、食品の組み合わせなどの食事計画について理解し、その理論や実践を教えることはとてもむずかしく、理論的にはわかったり、知識をもっていても、いざ現場に向かうと、実際に何から行うべきか、わからない学生・卒業生が多いとの現場からの声も多い。実際の栄養指導場面で活用できるような指導とするためには、具体的な栄養指導の実習（体験場面）を学生のうちに効率よく行っていくことが重要なのではないかと考えられる。

　2019（令和元）年12月に示された「日本人の食事摂取基準（2020）」は、食事調査等の結果を正しくアセスメントし、正しい食事改善の方法を指導するための指標として、また給食管理としての食事計画策定や食事摂取量の評価の指標として示されたものである。管理栄養士・栄養士が、栄養指導を行うためには、どのような場で、どのような対象に対して行うにしても、この日本人の食事摂取基準を十分に理解し、正しく活用して、対象者の実態を正しく評価でき、正しい食事計画を作成できるだけの知識や技術を必要とする。

　本書は、「日本人の食事摂取基準（2020）」に準拠し、栄養指導の最低限必要である部分のみに焦点をあて、さまざまな理論・知識を実践的なノート形式とし、学生が効率よく具体的な栄養指導の基本をマスターできるとともに、就職したばかりの管理栄養士・栄養士にも本書自体がすぐに現場にもちこめ、使用すること（即実践）ができる、現場に即したサブテキストとなることを目指して作成したものである。

　本書を活用することで、最低限の基本をすぐに見直すことができるとともに、本文内および巻末の記録用紙等を栄養指導のデータベース作りに役立てて頂けたら幸いである。

　最後に、本書を発刊するにあたり、企画趣旨をご理解下さり、励まして下さった山本茂先生、および編集にご尽力頂いた萌文書林の服部雅生氏、金丸浩氏、田中直子氏に深く感謝したい。また今回の改訂にあたっては、服部直人氏、赤荻泰輔氏にご協力いただいた。末筆となったが記して感謝を表したい。

　2020（令和2）年2月

著　者

もくじ

〈 はじめに 〉 栄養指導の意義と方法

1 栄養指導の意義 8
2 栄養指導の流れと留意点 8
3 栄養指導の進め方 10
4 栄養指導実習のポイント 12

PART 1 基礎実習
正しい栄養アセスメントを行うために

STEP 1
実態把握 14

1 身体・生活状況 14
　1 身体計測と栄養指数 14
　2 生化学検査値から把握する栄養状態 16
2 生活状況調査の把握 19
　1 食物摂取状況調査法 19
　2 簡易栄養調査法 22
　3 食生活をとりまく要因に関する諸調査 27

STEP 2
数値の算出と問題点の明確化 30

STEP 3

食事摂取基準の算定 32

1 エネルギーの食事摂取基準（推定エネルギー必要量）算定 32
1 推定エネルギー必要量算定にあたって 32
2 推定エネルギー必要量算定 35

2 各栄養素の食事摂取基準算定 43
1 エネルギー源となる各栄養素の食事摂取基準算定 44
2 その他の栄養素の食事摂取基準算定 44
3 摂取量に対する問題点の明確化 45

STEP 4

食 事 計 画 52

1 献立作成までの基本 53
1 荷重平均食品群別栄養成分表の作成 53
1．使用食品の食品群別分類 53
2．食品からの群別換算 55
3．荷重平均食品群別栄養成分表の作成 56
2 食品構成表の作成 64
3 献立の作成 87
1．食品構成量の配分 87
2．食事への具体化 87
4 家族を対象に実習 92

2 献立作成までの応用―特定給食施設を例に― 93
1 特定給食施設の食事摂取基準算定 93
2 特定給食施設の荷重平均食品群別栄養成分表の作成 95
3 特定給食施設の食品構成表の作成 95
4 特定給食施設の献立の作成 95
5 特定給食施設の献立作成までの実際例 96

PART 2　応用実習
実態調査・臨床栄養指導・在宅訪問栄養指導へ

STEP 1
生活についての実態調査 100

1　調査と集計 101
1　本調査までの手順 101
1．調査計画 101
2．調査準備 101
3．予備調査 102
4．本調査 102

2　調査の集計 104
1．分類・集計 104
2．調査結果に対する評価 105

2　栄養指導調査の統計処理 109
1　データの整理 109
1．度数分布表・累積度数分布表 110
2．ヒストグラム 111

2　平均値 112
1．数値の加算による平均値の計算方法 112
2．符号化されたデータを用いた平均値の計算方法 112

3　分散度 112
1．分散 112
2．標準偏差 112
3．変動係数 113

STEP 2
臨床栄養指導の実際 117

1 臨床栄養指導における栄養アセスメント 117
1 臨床における栄養アセスメントの特徴 117
1．静的アセスメント 117
2．動的アセスメント 118
3．予後判定アセスメント 118

2 栄養パラメータ 118
1．病的徴候のチェック 118
2．食物摂取状態の把握 118
3．身体状況の把握 118

3 アセスメントに対する評価 119
1．健康状態に対する評価 119
2．対象者のＱＯＬに対する評価 119
3．指導者側に対する評価 119
4．再アセスメントの必要性 119

2 糖尿病患者に対する栄養指導 120
1 糖尿病栄養指導の重要性 120
1．糖尿病栄養指導の特性と目的 120
2．糖尿病栄養指導の必要性と配慮点 120

2 糖尿病栄養指導の方法 120
1．集団指導 120
2．個人指導 121

3 「糖尿病食事療法のための食品交換表」使用法の指導 122
1．糖尿病食事療法のための食品交換表 122
2．１単位80kcalの理由 123
3．食品の各表への分類と配分 123
4．各表への単位配分 123
5．各表から１日に摂取できる食品の目安量と献立作成 123

3 腎臓病患者に対する栄養指導 130
1 腎臓病栄養指導の重要性 130

- ② 腎臓病で配慮を要する栄養素 130
- ③ 腎臓病栄養指導の進め方 131
  - 1．腎臓機能の説明 131
  - 2．食事療法の必要性 131
  - 3．腎臓病食品交換表 131
  - 4．特別用途食品について 133
  - 5．食欲増進のための減塩の工夫 133
  - 6．各表から1日に摂取できる食品の目安量と献立作成 133

- ④ 糖尿病性腎症患者に対する栄養指導 140
  - ① 糖尿病性腎症の栄養指導の重要性 140
  - ② 糖尿病の食品交換表を腎臓病の食品交換表として使用する方法 ... 140
  - ③ 糖尿病食品交換表の表3・表4の分解 141
    - 1．糖尿病食品交換表の表3・表4の分解の必要性 141
    - 2．糖尿病食品交換表の表3・表4の分解の方法 141
    - 3．糖尿病食品交換表を使っての糖尿病性腎症患者の献立への実際 ... 141

STEP 3

在宅訪問栄養指導の実際 146

- ① 在宅介護の栄養アセスメント 146
  - ① 在宅介護の目的 146
    - 1．在宅介護への期待 146
    - 2．在宅介護で想定される問題点 146
  - ② 在宅介護の栄養アセスメントの留意点 147
    - 1．栄養アセスメントの方法 147
    - 2．栄養パラメータ 147

- ② 在宅訪問の留意点 148
  - ① 在宅訪問での心構え 148
  - ② 対象者との信頼関係 148

- ③ 食事介護 149
  - ① 食事介護の基本 149

| | 2 | 食事介護の留意点 | 150 |

	3	摂食困難者に起因する問題	150
	4	経口摂食における食事の条件	151
	5	介護食の基本	151

4	在宅訪問栄養アセスメントの実際	152
	1	介護者に対する指導例	152
	2	栄養士による在宅訪問栄養指導の例	152

〈 おわりに 〉　正しい基礎知識を柔軟に応用 160

巻末資料1　　研究をまとめよう 162
―研究をレポートや論文にまとめる際の手順を確認しよう―

巻末資料2　　記録用紙を活用しよう 166
―記録用紙を活用し、効率のよい実習をたくさんこなそう―

【 取り上げた記録用紙等 】
●食事摂取調査表（食品記入法による調査）
●生活時間調査記録表
●身体活動レベル集計表
●食事記録表
●荷重平均食品群別栄養成分表　作成用紙
●荷重平均食品群別栄養成分表
●食品構成表
●食品構成の配分表
●献立

【 引用・参考文献 】........................... 178

⟨はじめに⟩ 栄養指導の意義と方法

1 栄養指導の意義

　栄養指導とは、より快適に人生を送れるよう、その基盤である健康の保持・増進を目的として行われるものである。より充実した栄養指導を行うためには、対象者自ら「健康でありたい」という意識をもたなければならない。そのためには対象者自らが問題点を正しく認識し、理解することが必要となる。対象者が自分自身の健康について正しく認識するためには、指導する側の栄養士の的確な知識と実態の把握が重要となってくる。栄養学をはじめとする各関連教科の正しい知識に基づいて、指導対象者および指導対象集団に正しい知識と実態を指導することが、対象者（集団）の自主的な健康に対する態度と行動へとつながっていく。つまり、対象者自ら実行するように導くことが栄養指導の最大のポイントとなる。

　的確な栄養指導を行うためには、実地に基づいた日ごろの実習が、より栄養指導のレベルを向上させると考えられる。よりよい栄養指導を行うためには、繰り返し実習することが重要となるのである。

2 栄養指導の流れと留意点

　栄養指導の基本的な流れについては、栄養教育論ですでに学習した。これから行うそれぞれの実習が栄養指導のどの内容についての実習なのかを明確にするうえで、ここでもう一度復習をしておきたい。基本的な指導の流れや留意点は次のとおりである。

　①栄養指導は、栄養指導対象者の実態を把握し、実態に即したアセスメントを行い、Plan、Do、Check、Act

の基本的な方法を念頭に進めていかなければならない。

②栄養指導の方法には、個人指導と集団指導がある。集団指導は個人指導の効果をあげるための指導方法である。集団指導も個人の場合と同様に、一人一人に目を向けた指導を心がけなければならない。

③栄養指導を行う際には、対象者のライフサイクルや妊娠・授乳、単身か家族同居か、疾病の有無、疾病既往の有無、生活の場などさまざまな要因を考慮して、対象者のニーズに適応した指導を行うことが必要である。

④栄養指導の善し悪しは、対象者が指導の意義を理解し、実際に実施する意欲をもたせ、実施し、継続するこ

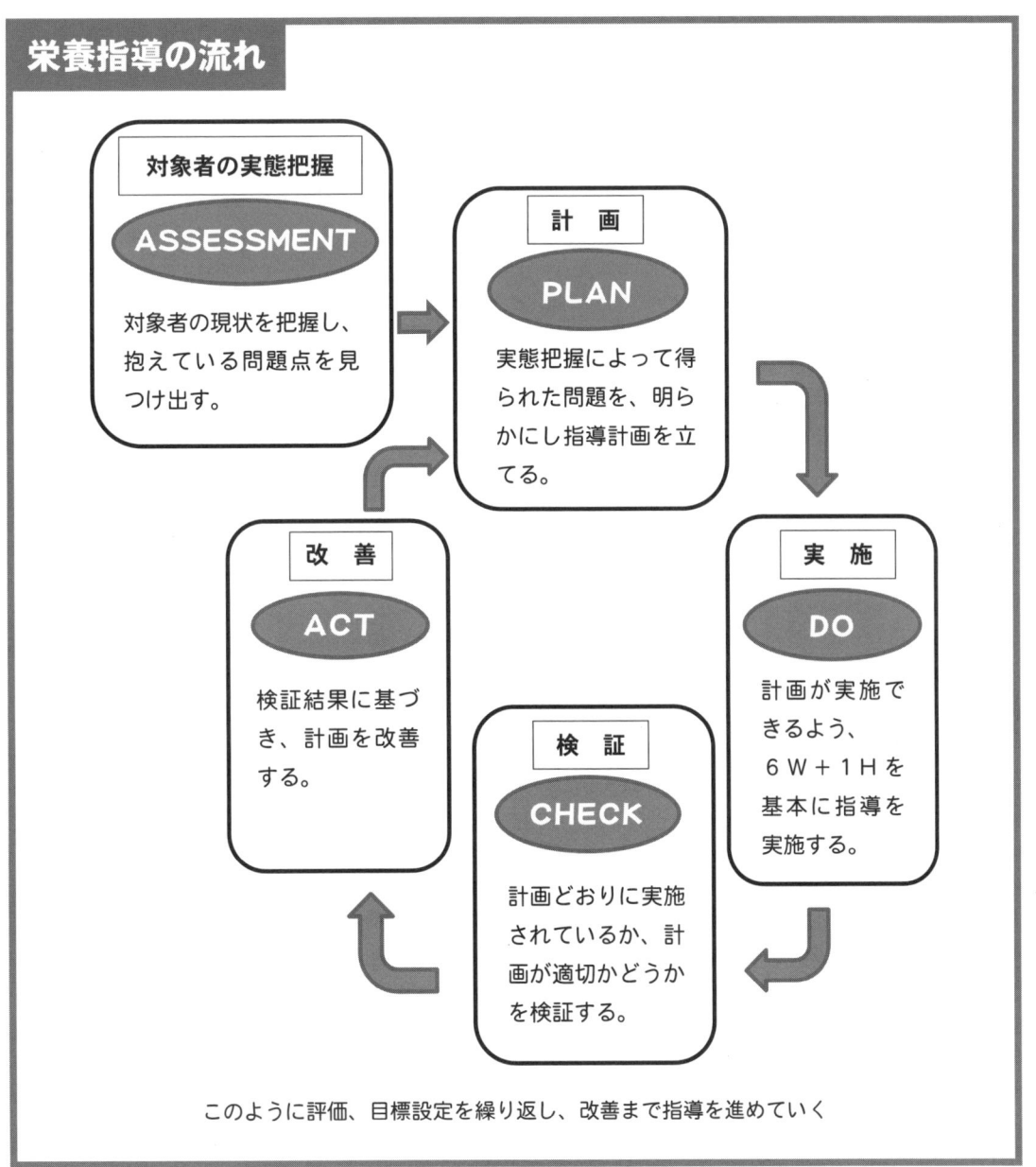

とで生活の質が向上することにある。対象者それぞれがやる気を起こすような指導でなければならない。

⑤栄養指導はおしきせでなく、対象者の言い分や意見などをじっくりと聞き、対象者が取捨選択できるような指導でなければならない。

3　栄養指導の進め方

1．ASSESSMENT（対象者の実態把握）

　栄養指導を行ううえで最初に行わなければならないことは、栄養指導対象者の実態を把握することである。栄養指導対象者の実態を把握するといってもその事項は多岐にわたり、身体状況、健康状況、食生活状況などの基礎的な項目のほか、対象者の知識・意識・理解度、対象をとりまく環境までも把握する必要がある。しかし、対象者の知識・意識・理解度や環境などを把握するには経験や熟練が必要である。本書では最低限必要な基礎的項目についての把握を実習することとする。対象者をとりまく各種の要因がどのような状況にあるかを知り、背景には何が存在するかを明らかにすることが栄養指導効果をあげるためには必要である。

　対象者の基礎的な状況把握には、

　　①身体・生活状況
　　　　・身体計測から栄養状態を把握する方法
　　　　・生化学検査結果による方法
　　　　・生活時間調査による方法

　　②食物摂取状況
　　　　・食物摂取状況調査による方法
　　　　・食事日記による調査方法
　　　　・簡易栄養調査法による方法

　　③食生活をとりまく要因に関する諸調査
　　　　・健康に関するアンケート
　　　　・嗜好調査
　　　　・食生活調査（知識・認識調査、食生活状況調査）
　　　　・経済調査

などさまざまな方法がある。それぞれに適した方法で十分な実態把握をし、政府や各自治体発行の資料や各種調査などを参考に現状を分析し、問題点を把握し、栄養状態のリスクを判定し、リスク者の改善指標やその程度を判定する必要がある。その一連の流れを栄養アセスメントという。基礎的な状況把握の項目のいくつかの方法を実際に行ってみることで、より対象者に適した栄養アセスメントができるよう実習する。

2．PLAN（計画）

　実態把握によって得られた問題点を明確にし、栄養アセスメントの内容により栄養指導の目標を設定する。目標の設定にあたっては、対象者の要求度、問題点改善の優先順位、実施に際しての難易度、実施しての達成感等を考慮する必要がある。目標もスローガン的・総括的な大目標、比較的容易に達成できる小目標、ときには一定期間で達成したい中目標に区別して設定することが必要である。

（1）指導目標の設定

　まず、全体をとおしての大目標を決める。次に大目標を達成するために、具体的に何を行うのかといういくつかの小目標を設定する。小目標は実施が比較的容易で、短期間で達成できる内容のものとし、達成できた満足感とさらなる意欲につながるようなものがよい。

①大目標の設定

　大目標は長い期間かけて最終的に到達したい「目的」的なものや、対象者の興味を引く「スローガン」的なものとすると、対象者の意欲をわかせやすい。対象者のかかえている問題の大きさを理解し、その重要性や解決までのむずかしさ等も考慮し、設定していく。また、問題によっては、緊急を要するものもあり、その際には、解決までの時間も問題設定時に考慮しなければならない。

②小目標の設定

　小目標は行動目標ともいい具体的で容易なものがよく、実施結果が比較的早く現れるものがよい。小目標の設定にあたっては、対象者が理解しやすく、達成までの経過が具体的にわかり、達成状態が数値などであらわせるもののほうが、対象者の達成感や満足感が得られ有効な目標といえる。また、達成までの過程が具体的に評価でき、次の目標へとつながりやすいものであることも必要である。

（2）指導計画の作成

　指導目標を設定したうえで、指導対象者に合わせて具体的な栄養指導計画を作成する。指導目標や対象者の実態によっては、カリキュラムを作成する必要もある。

3．DO（実施）

　指導の方法は、対象によって異なってくるが、実施にあたっては、6W＋1Hを基本に行っていく。指導者が誰であるのか、対象は誰か、目的は何かなどをつねに明確におさえておくことは、指導をスムーズに進めるうえで重要である。また、指導者側の労力・予算・施設・設備なども考慮に入れて組み立てることも必要である。

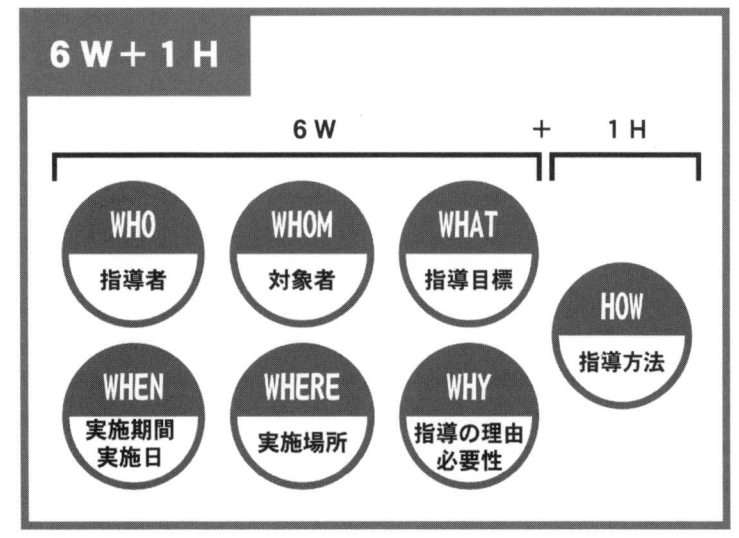

4．CHECK（検証）

　実施後にはかならず検証をすることが必要である。検証は客観的に行い、つねに実施した内容の成果を明らかにしておくためである。検証は目標の達成度を見る対象者に対するものと、実施のための手法の選択や指導方法など指導者に対する両面から行うことが必要である。

　栄養指導の検証にはさまざまな指標や、手法が使用されるが、次のような項目について客観的に検証する。検証するための指標の算出方法、検証に使用される手法にはどんな方法があり、どう利用したらよいかを十分に知っておく必要がある。

　　①栄養アセスメント時に実施した項目について再度調査して変化をチェックする
　　②実施できているかどうか実施状況を把握する
　　③観念・認識度などの変化を把握する
　　④理解度・意欲（やる気）・継続の可能性

5．ACT（改善）

　検証結果に基づいて計画通りに実施されない理由についておよび効果のみられない検証項目ごとに見直し、対象者側、指導者側のどこに問題があったかを把握し、改めて計画の作成に導き計画の改善を行う。

4 栄養指導実習のポイント

　栄養指導は、上記の手順の繰り返しをすることで効果が期待できるものである。栄養指導をより効果的に実施することができるように、実際の状態を想定した実習を繰り返し行っておくことが大切である。次の事柄をポイントに実習を進めていきたい。

　　①栄養指導を行うには、栄養指導の理論を理解したうえで、何回も繰り返し実習することが必要である。
　　②栄養指導を行うには、栄養指導の理論のみではなく、栄養学、食品学、調理学、生化学、病理学、経済学、心理学等さまざまな知識を必要とする。今までに学んだそれらの知識をどう使い、生かしていくかを実習しておく必要がある。
　　③学校で十分に実習をつみ、職場でさらなる演習のつみ重ねをすることでより対象者に適した栄養指導が可能になる。学内で行う実習は指導の対象が限定されるが、できるだけ実地に即した"実習"になるように心がけることが大切である。

　　　　　演習と実習の違い（広辞苑による）
　　　　　　　演習＝「物事に習熟するために練習を行うこと」
　　　　　　　実習＝「実地または実物について学習すること」

　　④栄養指導にはテクニックが必要であるが、テクニックだけではなく、相手の人格や人生観を尊重し、対象者のＱＯＬ（クオリテイー・オブ・ライフ：生活の質）を高めることが重要である。

PART 1

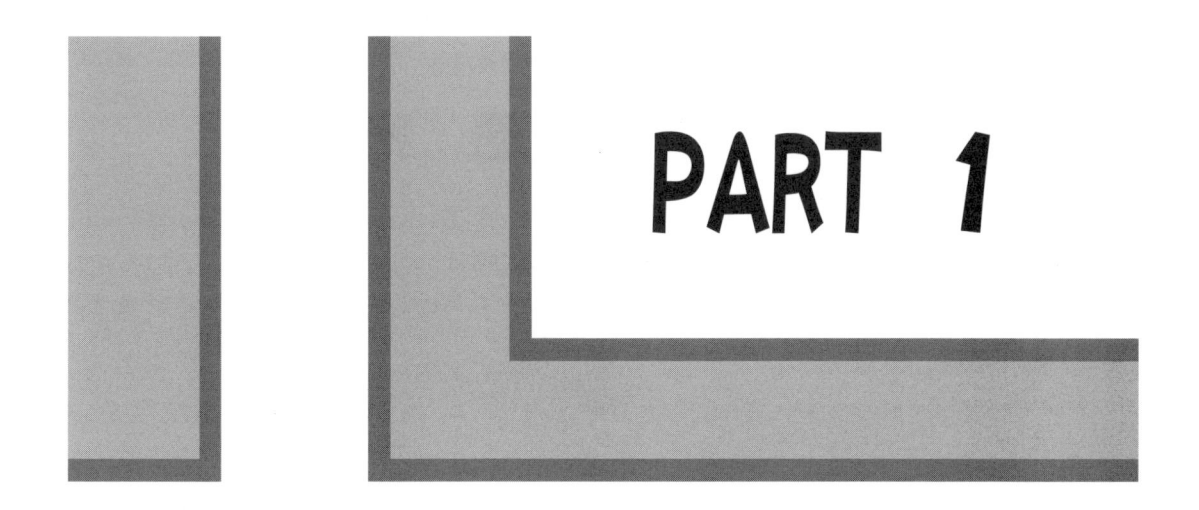

基礎実習
正しい栄養アセスメントを行うために

STEP 1　実態把握

　実態把握には、身体状況を知ることや栄養摂取状況を知ることばかりでなく、食生活をとりまくさまざまな状況を知ることが必要である。ここではそのなかでよく使われるいくつかの方法について実測値を使用し、その数値の意味や数値から知ることのできる情報について実習してみることにする。

1　身体・生活状況

1　身体計測と栄養指数

　身体計測をし、栄養指数を算出することにより、栄養状態、やせと肥満の状態、体組成のおおよその状態などの情報を知ることができる。

　栄養指数はさまざまな計算方法で算出されるが、ＷＨＯ（世界保健機構）をはじめ日本肥満学会・糖尿病学会など、現在はＢＭＩ（Body Mass Index・体格指数）がもっともよく使われている。

【 各種の栄養指数計算式 】

公式名	計算公式	判定基準
Broca Index	体重 kg／（身長cm－100）×100	90 未満：やせ 90～109：正常
Broca の桂変法	体重 kg／{（身長cm－100）×0.9}×100	110～119：軽度肥満 120 以上：肥満
Rohrer Index	体重 kg／身長^{3}cm×10^7	98～117：やせ、118～148：標準 149～159：やや肥満、160 以上：肥満
ＢＭＩ (Body Mass Index)	体重 kg／身長^{2}m	18.5 未満：低体重 18.5 以上 25 未満：普通体重 25 以上：肥満 「日本人の食事摂取基準(2020)」では目標値として50～64歳20.0～24.9、65歳以上21.5～24.9としている。
皮下脂肪厚	上腕三頭筋部、肩甲骨下端部の計測	男：40mm 以上、女：50mm 以上：肥満

LET'S TRY!

実習テーマ：身体状況の測定値から評価を行う。
ね ら い：身体状況のうち、身体計測から算定するやせと肥満の判定が健康づくりのための栄養管理における基本的事項である。その算定方法と判定基準を習得する。
実習の手順：TRY 1　あなたの身体測定の結果を記入してみよう。
　　　　　　TRY 2　身体測定結果より栄養指数を算出し、判定を行い、評価してみよう。

TRY 1　あなたの身体測定の結果を記入してみよう。

年　齢	性　別	身　長 (cm)	体　重 (kg)	体脂肪率（％）	皮下脂肪厚（mm）	
					上腕三頭筋部	肩甲骨下端部

TRY 2　身体測定結果より栄養指数を算出し、判定を行い、評価してみよう。

公式名	算出方法	判　定
Broca Index		
Broca の桂変法		
Rohrer Index		
BMI (Body Mass Index)		
皮下脂肪厚		

2 生化学検査値から把握する栄養状態

生化学検査値より把握できる情報はたいへん多い。どの検査方法によるどの検査値でどのような栄養状態を知ることができるのかを、実際に検査値を記入し、正常値と比較しながら実習したり、示された検査値より異常値を読みとり、どんな病気が疑われるかを実習しよう。

LET'S TRY !

実習テーマ：どの生化学検査値が栄養状態の何を示しているのかを読みとり、その値の正常範囲を知る。
ね ら い：栄養アセスメントには栄養状態をあらわしている血液検査や尿検査などの生化学検査データが欠かせない。どのデータがどんな状態をあらわしているかを読みとれるようにする。
実習の手順：TRY 1　一般的な検査項目を知り、各検査項目が何を意味しているかを読みとろう。また、自分のデータを記入し、正常範囲と比較し、評価しよう。
　　　　　　TRY 2　生化学検査データから、異常値を読みとろう。

TRY 1　あなたの生化学検査結果を記入し、さまざまな栄養状態を読みとろう。

	検査項目	読みとれる栄養状態	正常範囲	あなたのデータ
呼吸器・循環器	肺活量（ml）	心肺機能		
	肺活量（％）	心肺機能	80％以上	
	1秒率（％）	心肺機能	70％以上	
	収縮期血圧（mmHg）	血圧の異常・動脈硬化	100〜139	
	拡張期血圧（mmHg）	血圧の異常・動脈硬化	89以下	
	心拍数（拍/分）	心機能	50〜99	
	心胸比	発熱	52以下	
尿検査	ＰＨ	代謝障害・尿路感染	4.5〜7	
	尿たんぱく	腎機能	（−）	
	尿糖	腎機能・糖尿病	（−）	
	尿潜血	腎機能・尿道疾患	（−）	
	尿ウロビリノーゲン	肝疾患	（±〜＋）	

	(検査項目)	(読みとれる栄養状態)	(正常範囲)	(あなたのデータ)
血液検査	赤血球数（万/μl）	貧血	男 430〜562 女 390〜500	
	白血球数（個/μl）	感染症・白血病	3500〜9000	
	ヘモグロビン（g/dl）	貧血	男 13.0〜18.0 女 12.0〜15.5	
	ヘマトクリット（%）	貧血	男 40〜53 女 35〜46	
	総たんぱく（g/dl）	肝機能・栄養状態	6.4〜8.2	
	アルブミン（g/dl）	肝機能・栄養状態	3.9〜4.9	
	A／G比	肝機能・栄養状態	1.00〜2.08	
	血清GOT（カルメン単位）	肝機能	10〜38	
	血清GPT（カルメン単位）	肝機能	4〜35	
	γ-GTP（mU/ml）	肝機能（特にアルコールに敏感）	59以下	
	アルカリフォスファターゼ （キングアームストロング単位）	肝機能	2.7〜10.0	
	総ビリルビン（mg/dl）	肝機能	〜1.5	
	ZTT（クンケル単位）	肝機能	4〜13	
	TTT（クンケル単位）	肝機能	0〜5	
	LDH（IU/l）	肝機能	106〜229	
	尿素窒素（mg/dl）	腎機能	9〜23	
	クレアチニン（mg/dl）	腎機能	〜1.1	
	尿酸（mg/dl）	腎機能・痛風	6.9以下	
	総コレステロール（mg/dl）	血清脂質（高脂血症）	130〜220	
	HDL-cho（mg/dl）	血清脂質（高脂血症）	40以上	
	トリグリセライド（mg/dl）	血清脂質（高脂血症）	40〜149	
	空腹時血糖（mg/dl）	血糖値（糖尿病）	70〜109	
	HbA1c（%）	糖尿病	4.3〜5.5	

（「臨床検査技士会」1992発表のものを著者が改変）

TRY 2

生化学検査データから異常を読みとろう。下記の対象者のデータから異常と見られる項目をあげ、疑わしい病名を書き出してみよう。

◆ 対象者プロフィール：性別 男　年齢 52歳
　　　　　　　　　　身長 164cm　体重 73kg
　　　　　　　　　　最高血圧 160mmHg
　　　　　　　　　　最低血圧 85mmHg

◆ 血液検査データ

項目名	測定値	項目名	測定値	項目名	測定値	項目名	測定値
RBC(万/μl)	479	Al (g/dl)	4.2	LDH(IU/l)	335	HDL-Cho (mg/dl)	47
WBC(個/μl)	7600	GOT(カルメン単位)	38	Cr(mg/dl)	0.9		
Hb(g/dl)	14.7	GPT(カルメン単位)	28	BUN(mg/dl)	13.0	TG(mg/dl)	197
Ht(%)	46	γ-GTP(mU/l)	87	UA(mg/dl)	6.0	BS(mg/dl)	100
総たんぱく(g/dl)	7.2	ALP(KA単位)	11	T-Cho(mg/dl)	285	HbA1c(%)	5.2

【 TRY2　異常値の検索 】

項目名	測定値	項目名	測定値	疑わしい病名

STEP 1 実態把握

 生活状況調査の把握

　食生活の実態を把握する方法には、実際に食べている料理や食品の摂取量から食物摂取状況を知る方法、食習慣や食べ方・食品数などから日常の平均的な食習慣を知る方法、健康に関するアンケートをはじめ嗜好調査・食に関する知識調査や、食生活状況調査などによる食生活状況を把握する方法など、さまざまな方法がある。しかし、どの方法が適しているかは、対象者・調査の場所・調査時間など与えられた条件によって違ってくる。もっとも適した方法を選択し、使用することが、多くの情報の把握やその活用を可能にする。

　ここではいくつかの方法を使って実習し、その利点や問題点を知ることにより、場面に応じた実態把握を可能にしたい。

1　食物摂取状況調査法

　食物摂取状況調査法では、各栄養素等の摂取量や食品群別摂取量および各個人や集団に対して設定した食事摂取基準や食品群別摂取目標量に対する充足状況などを知ることができる。

　食物摂取状況調査法には、使用食品名と使用食品の量を計測して記入する食品記入法と、料理名とその料理の食べた量を記入し、その内容から使用食品と使用量を推測して把握する料理記入法の2種類がある。同じ日の1日分の食事を両方の記入法で記入し、どちらの方法がどんな場合に適しているかを把握しておくことが必要である。

LET'S TRY!

実習テーマ：食物摂取状況を把握するための方法を知り、2つの方法間での利点・問題点を知る。
ね　ら　い：「食品記入法」と「料理記入法」を用いて、自分の食事を実際に記入し、対象者・環境・時間的制約などをふまえて、実際の場面でどの方法がよいか選べるようにする。
実習の手順：TRY 1　あなた（対象者）の日常的な1日分の食物摂取状況を〈SAMPLE〉に習って「食品記入法」で記入しよう。
　　　　　　TRY 2　あなた（対象者）の日常的な1日分の食物摂取状況を〈SAMPLE〉に習って「料理記入法」で記入しよう。
　　　　　　TRY 3　2つの調査記入に要した時間、手間などを把握し、調査法の利点・問題点を把握しよう。

TRY 1

下記の〈SAMPLE〉に習って、「食品記入法」の表を記入しよう。

TRY 1 〈SAMPLE〉

区分	料理名	食品名	計測数量（g）	摂取数量（g）
		対象者記入		
朝食	トースト	食パン	120	120
		マーガリン	15	15
	ハムエッグ	ロースハム	15	15
		卵	50	50
		食物油	2	2
		ソース	10	10
	野菜サラダ	レタス	30	20
	（小鉢 1/3 ほど残す）	トマト	40	27
		キュウリ	30	20
		ドレッシングソース	10	7
	牛乳	牛乳	200	200

TRY 1 〈EXERCISE〉

区分	料理名	食品名	計測数量（g）	摂取数量（g）
朝食				
昼食				
夕食				
間食 夜食				

巻末資料2 記録用紙

TRY 2　下記の〈SAMPLE〉に習って、「料理記入法」の表を記入しよう。

TRY 2〈SAMPLE〉

区分	対象者記入		指導者記入	
	料理名	食べた量	使用食品名	換算数量（g）
朝食	トースト	（6枚切り）2枚	食パン マーガリン	120 10
	ハムエッグ	1皿	ロースハム 卵 食物油 トマトケチャップ	15 50 3 15
	野菜サラダ	小鉢1椀	レタス トマト キュウリ ドレッシングソース	10 30 30 15
	牛乳	コップ1杯	牛乳	200

TRY 2〈EXERCISE〉

区分	料理名	食べた量	使用食品名	換算数量（g）
朝食				
昼食				
夕食				
間食 夜食				

TRY 3
2つの食物摂取状況調査法の利点と問題点を比較し、それぞれの調査方法の特徴を知ろう。

項目	所要時間		記入の難易度	正確度
食 品 記入法	食品記入	約　　　分		
	数量記入	約　　　分		
	その他	約　　　分		
	合計時間	約　　　分		
料 理 記入法	食品記入	約　　　分		
	数量記入	約　　　分		
	その他	約　　　分		
	合計時間	約　　　分		

2　簡易栄養調査法

　栄養素等摂取量や食品群別摂取量を把握するには、食物摂取状況調査による方法がより多くの情報の把握には適している。しかし、記入にかかる調査対象者の負担はかなり多く、またデータの集計にも時間と手数がかかってしまう。なかには、得たい情報が食生活の様子を知るだけでよかったり、詳しい数値までを必要としない簡単な調査でよい場合もある。また、対象によっては、年齢・理解度・協力性に差があり、簡単に調査ができ、対象者にできるだけ負担のかからない調査方法が必要であったり、調査対象が大きく、広範な情報が必要なときには簡単な調査しかできない場合もある。

　栄養素等摂取量や食品群別摂取量を算出することなく、対象の食物摂取状況を把握することができるように作成された調査法が、簡易栄養調査法である。1日に使用した食品数を数えることや、食品群別に使用食品や使用頻度の把握をすることや、食事バランスガイドを使って、食事のバランスを知る方法や、食品群別に使用食品の使用頻度や使用量を調査することにより、おおよその摂取量を把握する方法など、さまざまな方法が考案されている。いずれも簡便さ、迅速さと容易さがこの調査の特徴である。

　さまざまな調査法のなかから、それぞれの特徴を理解し、調査の目的と使いやすさや用途に合わせ選択し、組み合わせて利用することが大切である。

STEP 1　実態把握　**23**

LET'S TRY！

実習テーマ：さまざまな簡易栄養調査法の特徴を知る。
ね ら い：さまざまな簡易栄養調査法を実際に行い、それぞれの調査法の特徴を理解する。
実習の手順：TRY 1　あなたの食品摂取頻度を「食品摂取頻度調査法」を使い、調査しよう。
　　　　　　TRY 2　あなたの1日の食品数を「食品数チェック調査法」で、調査しよう。
　　　　　　TRY 3　「食事バランスガイド」を使って、あなたの食事をチェックしてみよう。
　　　　　　TRY 4　あなたの1日の食事形態を「食事形態によるチェック法」で、調査しよう。

TRY 1　「食品摂取頻度調査法」で最近1週間の食品の摂取頻度を記入してみよう。

【 食品摂取頻度調査表 】

食品類	摂取頻度（数値は得点）	得点
穀類・いも類	5. 毎食　　4. 毎日2回程度　　3. 毎日1回程度 2. 毎食たっぷり　　1. ほとんど食べない	
油 脂 類	5. 毎食　　4. 毎日1〜2回程度　　3. 週4〜5回 2. 毎食2品以上　　1. ほとんど食べない	
大豆・大豆製品類	5. 毎日　　4. 週4〜5回　　3. 週2〜3回 2. 週1回程度　　1. ほとんど食べない	
魚・肉・卵類	5. 毎食　　4. 毎日2回程度　　3. 毎日1回程度 2. 週2〜3回　　1. ほとんど食べない	
乳・乳製品類	5. 毎日　　4. 週4〜5回　　3. 週2〜3回 2. 週1回程度　　1. ほとんど食べない	
果 実 類	5. 毎日1回程度　　4. 毎日2回程度　　3. 週4〜5回 2. 週2〜3回　　1. ほとんど食べない	
緑黄色野菜類	5. 毎日2回以上　　4. 毎日1回程度　　3. 週4〜5回 2. 週2回程度　　1. ほとんど食べない	
その他野菜類	5. 毎食　　4. 毎日2回程度　　3. 毎日1回程度 2. 週4〜5回　　1. ほとんど食べない	
菓子・嗜好飲料類	5. ほとんど食べない　　4. 週4〜5回　　3. 毎日1回 2. 毎日2回　　1. 毎日3回以上	
アルコール類	5. ほとんど飲まない　　4. 週1〜2回　　3. 週4〜5回 2. 毎日1回程度　　1. 毎日2回以上	

【 判定基準 】
　42点以上：バランスのよいとり方です。
　41〜33点：まあまあです。
　32点以下：改善が必要です。

合計得点　　　　　点

TRY 2 「食品数チェック調査法」で1日の食事記録より食品数を調査しよう。

〈食品の数え方〉
- 食品数は、1日のうち、同じ食品を何回使用しても1品として数える。
- 材料が明確にわからないような市販の加工食品などは1品として数える。
- 調味料として数えるのは栄養素が多く含まれているものに限る（マヨネーズ、ドレッシング、みそ、砂糖など）。

【 食品数チェック調査表 】

項目	料理名	食品名	食品数	延べ食品数
朝食				
昼食				
夕食				
間食夜食				
合計			品	品

STEP 1 実態把握

TRY 3
「食事バランスガイド」を使って、あなたの日常の食事をチェックし、食事バランスをみてみよう。

● あなたの身体活動量と1日の食事量を「つ（SV）」で把握し、食事バランスを記入しよう。

【対象特性別、料理区分別における摂取の目安】

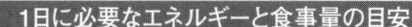
1日に必要なエネルギーと食事量の目安

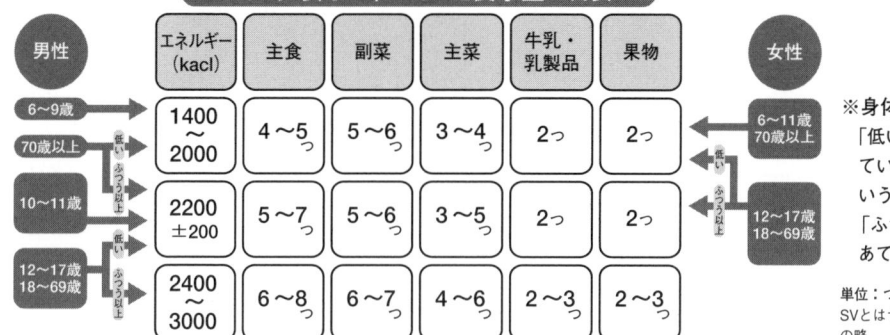

※身体活動量の見方
「低い」：1日のうち座っていることがほとんどという方
「ふつう以上」：「低い」にあてはまらない方

単位：つ（SV）
SVとはサービング〈食事の提供量〉の略

【あなたの食事バランス】

年齢： 歳	性別：
身長： cm	体重： kg
BMI：	腹囲： cm
身体活動量：	エネルギー： kcal

主食　副菜　主菜　牛乳・乳製品　果物

つ（SV）　つ（SV）　つ（SV）　つ（SV）　つ（SV）

● あなたの今日食べたものを記入し、コマを作成し、塗ってみよう。

【1日の食事】

	料理	主食	副菜	主菜	牛乳・乳製品	果物
朝食						
昼食						
夕食						
間食						
計						

【あなたのコマ】

主食
副菜
主菜
牛乳　果物

TRY 4

「食事形態によるチェック法」で、あなたの1日の食事内容から食事形態を調査しよう。

【 食事形態によるチェック表 】

献立名	朝食	昼食	夕食

チェック項目	あなたの食べ方			得点
朝食の料理数は何品ですか	4品以上 **10点**	2〜3品 **5点**	0〜1品 **0点**	
昼食の料理数は何品ですか	4品以上 **10点**	2〜3品 **5点**	0〜1品 **0点**	
夕食の料理数は何品ですか	5品以上 **12点**	2〜4品 **6点**	0〜1品 **0点**	
1日の料理数は何品ですか	12品以上 **20点**	6〜11品 **10点**	0〜5品 **0点**	
1日の汁物料理数は何品ですか	1〜2品 **5点**	3品以上 **3点**	0品 **0点**	
1日の漬物数は何品ですか	1〜2品 **3点**	3品以上 **2点**	0品 **0点**	
1日の単品料理数は何品ですか	4品以上 **5点**	0〜3品 **0点**		
1日の主菜となる料理数は何品ですか	3品以上 **10点**	1〜2品 **5点**	0品 **0点**	
1日の野菜料理数は何品ですか	4品以上 **12点**	2〜3品 **6点**	0〜1品 **0点**	
1日の油を使った料理数は何品ですか	2〜3品 **5点**	4品以上 **3点**	0〜1品 **0点**	
1日の間食の種類は何品ですか	0〜2品 **5点**	3〜4品 **3点**	5品以上 **0点**	
1日の嗜好飲料数は何品ですか	0品 **3点**	1品以上 **0点**		

【 判定基準 】

71点以上：望ましい食事状態です。
70〜51点：バランスに気をつけましょう。
50点以下：食事の改善が必要です。

合計得点　　　　　点

3 食生活をとりまく要因に関する諸調査

食生活をとりまく要因に関する調査には、さまざまな調査がある。調査は多くの項目について実施すれば多くの事柄についての実態を把握することができるが、調査の項目が多すぎて対象者の負担になるようでは協力してもらうことはむずかしく、調査内容に対する信頼性をも欠くことになる。必要なデータを得るために最小限必要な調査方法を選んで使用することが大切となる。想定できる調査の項目は次のとおりである。

①健康に関するアンケート
  a．自覚症状による調査
  b．運動に関する調査
   ・運動に対する関心や興味　など
   ・運動実践度、運動の種類と頻度、運動時間　など
  c．休養に関する調査
   ・消極的な休養（睡眠・入浴・安静等）
   ・積極的な休養（趣味・余暇活動・旅行等）

②嗜好調査
  a．食品名での調査
  b．調理名での調査
  c．調理法での調査
  d．味付けに関する調査　など

③食生活調査
  a．知識調査
  b．食生活状況調査
  c．食生活に関する関心度調査　など

④経済に関する調査
  a．家計調査からみた食物消費の動向
  b．食料需給表からみた所得弾性値と価格弾性値の動向
  c．食材料費の比率
  d．健康・治療に対する経済効果　など

LET'S TRY !

実習テーマ：健康に関するアンケートのなかから自覚症状調べを実施し、疲労診断のやり方を知る。
ね　ら　い：自覚症状調べの調査票を完成させ、その結果から疲労度を診断する。
実習の手順：TRY 1　自覚症状調べを記入しよう。
     TRY 2　自覚症状調べから、疲労度診断を判定方法にしたがって実施しよう。

TRY 1　自覚症状調べを記入しよう。

日ごろのあなたの状態について該当するところに〇をつけてください。

【 自覚症状調べ 】

記入日時　　　年　　月　　日　（午前・午後）　　時　　分ごろ

質問項目 \ 得点	全くない 0点	少しある 0.5点	ある 1.0点	よくある 1.9点	点数
No.1 頭がおもい					
No.2 全身がだるい					
No.3 足がだるい					
No.4 頭がぼんやりする					
No.5 あくびが出る					
No.6 ねむい					
No.7 目が疲れる					
No.8 動作がぎこちない					
No.9 足下が頼りない					
No.10 横になりたい					
1～10 の点数計					
No.11 考えがまとまらない					
No.12 話をするのがいやになる					
No.13 いらいらする					
No.14 気が散る					
No.15 仕事に熱心になれない					

質問項目 \ 得点	全くない 0点	少しある 0.5点	ある 1.0点	よくある 1.9点	点数
No.16 ちょっとしたことが思い出せない					
No.17 することに間違いが多くなる					
No.18 物ごとが気になる					
No.19 きちんとしていられない					
No.20 根気がなくなる					
No.21 頭が痛い					
No.22 肩がこる					
No.23 腰が痛い					
No.24 息苦しい					
No.25 口がかわく					
No.26 声がかすれる					
No.27 めまいがする					
No.28 瞼や筋肉がピクピクする					
No.29 手足が震える					
No.30 気分が悪い					
11～30 の点数計					

【 判定内容 】
　No. 1～10：肉体的疲労（ねむけ、だるさ）
　No.11～20：精神的疲労（注意と集中の困難）
　No.21～30：精神的疲労（身体の違和感）

資料）日本産業衛生協会編、疲労の判定のための機能検査法

STEP 1 実態把握

TRY 2　自覚症状調べから、疲労度診断を判定方法にしたがって実施しよう。

【 自覚症状による疲労診断 】

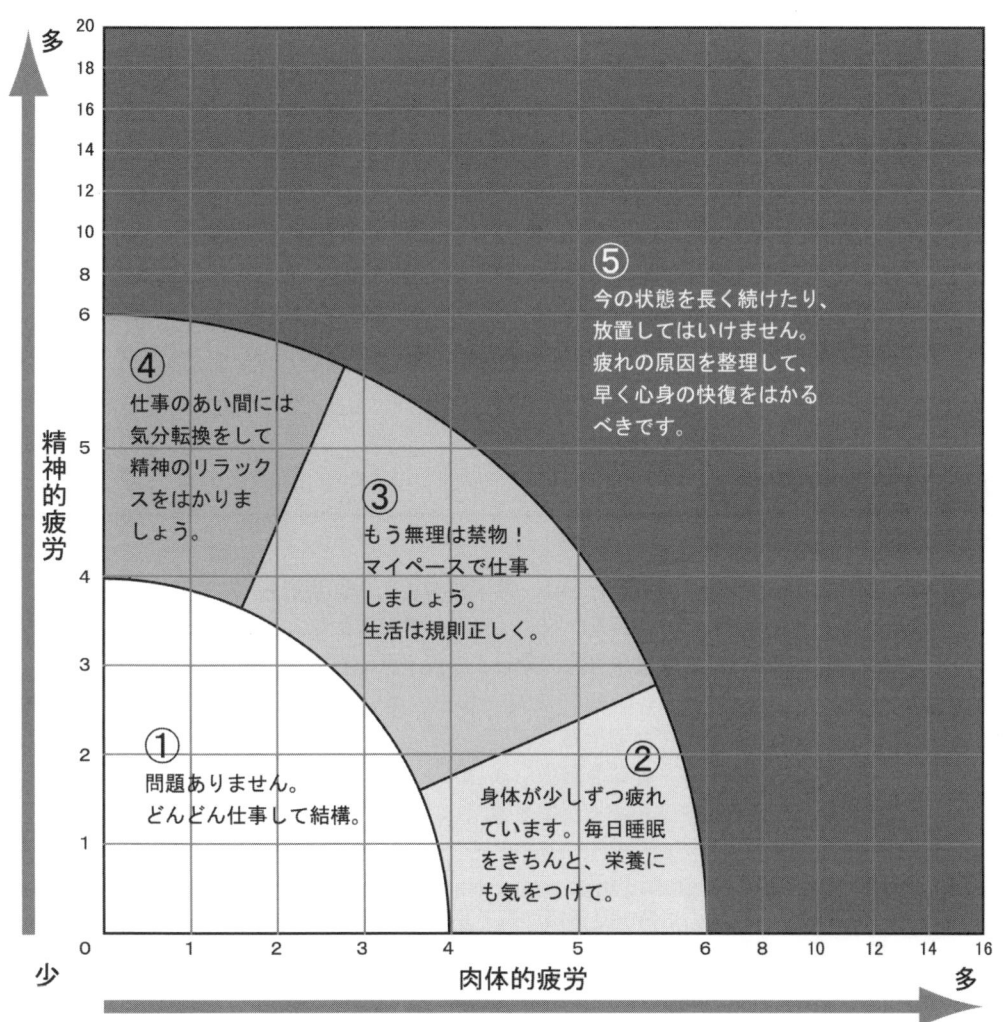

判定：1〜10（肉体的疲労）の合計点を横軸に、11〜30（精神的疲労）の合計点を縦軸にとり、その交点より判断する。調査票の「判定」に図中の①②③④⑤の番号で記入する。

| No. 1〜10　（肉体的疲労）　合計得点　　　点 | No. 11〜30　（精神的疲労）　合計得点　　　点 | 【 判定 】 |

資料）日本産業衛生協会編、疲労の判定のための機能検査法

STEP 2 数値の算出と問題点の明確化

　STEP1ではさまざまな調査方法で実態把握をすることを実習した。対象者にとって調査に協力し、記入することは容易なことではない。対象者の協力によって得られたデータは、大切に扱わなくてはいけない。調査内容から、いかに多くの事項を読みとり、いかに活用するかが、調査者・指導者には要求される。そのためには、その調査の内容が何を意味し、その状態が適切な状態か否かをつねに判断することが大切である。

　調査データから把握できた状態の適否および調査内容の意味するものを知るには、調査内容を数値化し、具体化することが必要である。ここでは、食物摂取状況調査より算出した栄養素等摂取量をもとに、各栄養素のエネルギー産生栄養素バランスおよび飽和脂肪酸のエネルギー産生栄養素バランスなどの各種栄養指数の算出法を知り、その数値から問題点を明確化することを実習する。

LET'S TRY!

実習テーマ：各栄養素別の摂取量の合計を求め、各栄養素別の摂取状況を把握する。
ね ら い：食物摂取状況調査の「食品記入法」(P.20)で記入した、あなたの1日の食事から実際に栄養計算を行い、栄養素等摂取量および食品群別摂取量の算出方法を知る。
実習の手順：TRY 1　「食品記入法」(P.20)で記入した、あなたの1日の食事を「日本食品標準成分表」を使って栄養計算しよう。
　　　　　　TRY 2　各エネルギー比率を算出しよう。
　　　　　　TRY 3　脂肪酸のエネルギー比率を算出しよう。

TRY 1　あなたの1日の栄養摂取量を記入しよう。

エネルギー (kcal)	たんぱく質 (g)	総脂質 (g)	飽和脂肪酸 (g)	n-6系脂肪酸 (g)	n-3系脂肪酸 (g)	炭水化物 (g)

食物繊維 (g)	カルシウム (mg)	鉄 (mg)	ビタミンA (μgRE)	ビタミンB_1 (mg)	ビタミンB_2 (mg)	ビタミンC (mg)	食塩 (g)

STEP 2 数値の算出と問題点の明確化

TRY 2

炭水化物、たんぱく質、脂質、飽和脂肪酸のエネルギー産生栄養素バランスをそれぞれ算出式にあてはめ計算しよう。

1. 炭水化物エネルギー産生比率(%)＝炭水化物摂取量(g)×4(kcal)÷エネルギー摂取量(kcal)×100
   あなたの結果は？

   □ (%) ＝ □ (g)×4(kcal)÷ □ (kcal)×100

2. たんぱく質エネルギー産生比率(%)＝たんぱく質摂取量(g)×4(kcal)÷エネルギー摂取量(kcal)×100
   あなたの結果は？

   □ (%) ＝ □ (g)×4(kcal)÷ □ (kcal)×100

3. 脂質エネルギー産生比率(%)＝脂質摂取量(g)×9(kcal)÷エネルギー摂取量(kcal)×100
   あなたの結果は？

   □ (%) ＝ □ (g)×9(kcal)÷ □ (kcal)×100

4. 飽和脂肪酸エネルギー産生比率(%)＝飽和脂肪酸摂取量(g)×9(kcal)÷エネルギー摂取量(kcal)×100
   あなたの結果は？

   □ (%) ＝ □ (g)×9(kcal)÷ □ (kcal)×100

STEP 3　食事摂取基準の算定

　食物摂取状況調査より算出された摂取量が、調査対象者に適しているかどうかを評価するためには、調査対象者の食事摂取基準を算出する必要がある。調査対象者の摂取量と算出された食事摂取基準とを比較することにより摂取量の適否を評価することができる。ここでは、対象者の食事摂取基準を算出する方法を実習する。

1　エネルギーの食事摂取基準（推定エネルギー必要量）算定

1　推定エネルギー必要量算定にあたって

　推定エネルギー必要量とは、各個人が日常的に健康な生活を送るため1日に使われるエネルギーのことである。1日に必要なエネルギーは、対象者の年齢・性別・身長・体重などの身体状況と対象者の1日の活動状況が影響する。そのためこれまで学んできたように、推定エネルギー必要量を算定するには、そのベースとなる身体状況と生活の状況を把握しなければならない。

LET'S TRY！

実習テーマ：推定エネルギー必要量の算出の基盤となる実態の把握を行う。
ね ら い：身体測定とあなたの1日の生活時間調査を実施し、実態を把握する。
実習の手順：TRY 1　身体状況を把握しよう。
　　　　　　TRY 2　生活時間調査記録表を作成しよう。

TRY 1　〈SAMPLE〉に習って、身体状況を把握しよう。

TRY 1〈SAMPLE〉	TRY 1〈EXERCISE〉
【年　　齢】19歳	【年　　齢】
【性　　別】女	【性　　別】
【身　　長】158 cm	【身　　長】
【体　　重】49 kg	【体　　重】
【生活状況】学生（一人暮らし）	【生活状況】

STEP 3 食事摂取基準の算定

TRY 2 〈SAMPLE〉に習って、生活時間調査記録表を作成しよう。

TRY 2 〈SAMPLE〉

【 生活時間調査記録表〈例〉】

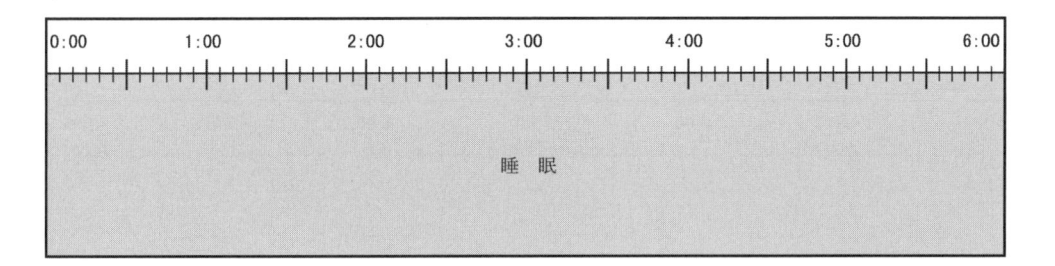

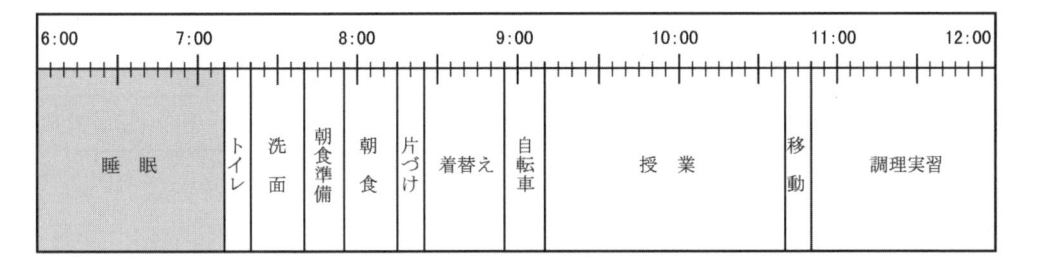

時間	0:00 – 6:00
活動	睡眠

時間	6:00	7:00									11:00	12:00
活動	睡眠		トイレ	洗面	朝食準備	朝食	片づけ	着替え	自転車	授業	移動	調理実習

時間	12:00	13:00			14:00		15:00			17:00				18:00
活動	調理実習	昼食	休憩	トイレ	授業		休憩	授業		立ち話	自転車	買物	自転車	トイレ	着替え	夕食準備

時間	18:00	19:00		20:00			21:00		22:00		23:00		24:00
活動	夕食準備	夕食	片づけ	入浴	洗濯	アイロン	読書		テレビ		パソコン	予習	トイレ	睡眠

TRY 2 〈EXERCISE〉

【 生活時間調査記録表 】

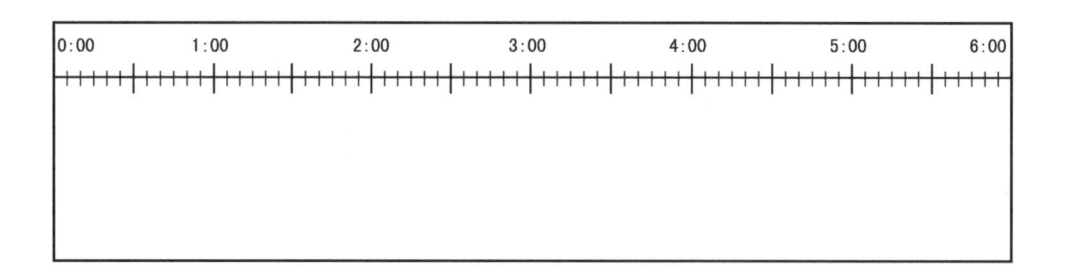

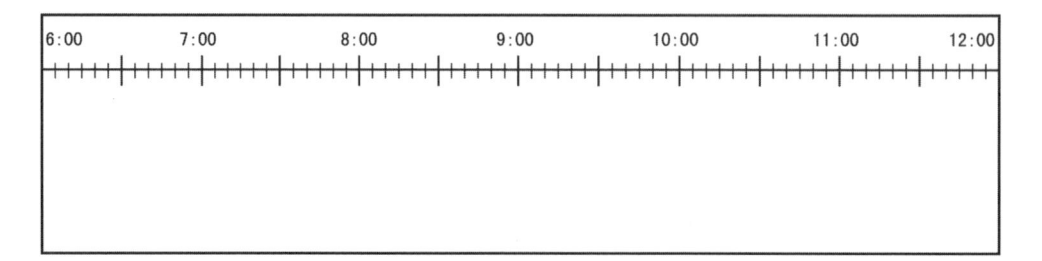

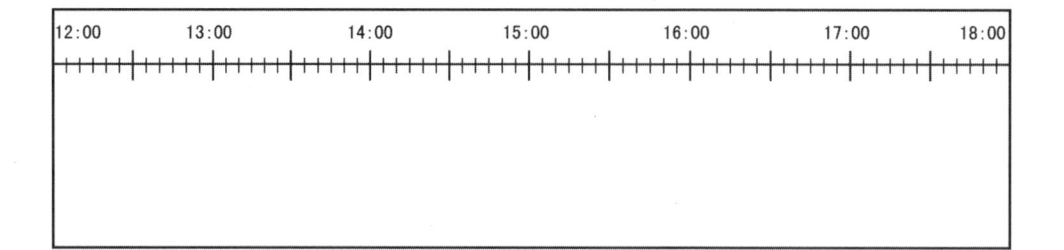

記入日
年　　月　　日

0:00　　1:00　　2:00　　3:00　　4:00　　5:00　　6:00

6:00　　7:00　　8:00　　9:00　　10:00　　11:00　　12:00

12:00　　13:00　　14:00　　15:00　　16:00　　17:00　　18:00

18:00　　19:00　　20:00　　21:00　　22:00　　23:00　　24:00

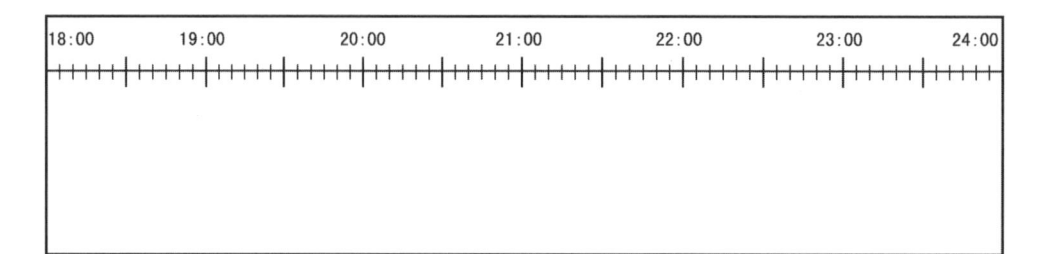

巻末資料2 記録用紙

2　推定エネルギー必要量算定

　把握された対象の身体状況、身体活動状況から推定エネルギー必要量（estimated energy requirement：EER）を算出してみよう。推定エネルギー必要量とは、図で示すように習慣的な摂取量が増加するにつれて不足のリスクは少なくなる一方、習慣的な摂取量が増加するにつれて過剰のリスクは高くなる。両者のリスクがもっとも少なくなる摂取量のことをいう。推定エネルギー必要量の算定の公式は、

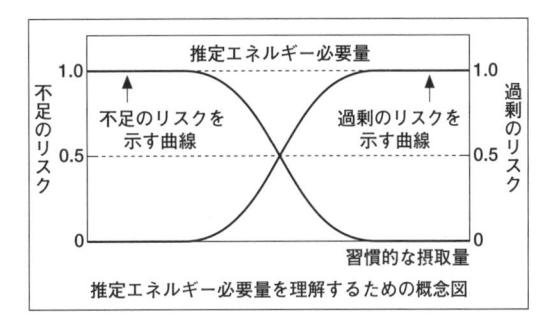

推定エネルギー必要量を理解するための概念図

> **A　推定エネルギー必要量＝B（1日の基礎代謝量）× X（身体活動レベル）**
> ※ただし、身体活動レベルはメッツ値による

である。つまり、推定エネルギー必要量を算出するためには、1日の基礎代謝量と身体活動レベルを求めなければならない。1日の基礎代謝量の算出公式は、

> **B（1日の基礎代謝量）＝性・年齢階層別体重1kg当たりの基礎代謝量（kcal）×体重（kg）**
> ※性・年齢階層別体重1kg当たりの基礎代謝量は次頁の表「性・年齢階層別基礎代謝基準値」による。
> ※体重が標準体重との差が18～64歳は±10％、65歳以上は0～10％の範囲外の場合は標準体重で計算する。

である。
　ここでの体重は、日本人の食事摂取基準では死亡率が最も低い目標とするBMIの範囲として18～49歳18.5～24.9、50～64歳20.0～24.9、65歳以上21.5～24.9と示している。しかし、推定エネルギー必要量の算定は、健康の維持・増進という考え及びエネルギー摂取量の低下による他の栄養素の摂取不足等を考慮し、あまり低いBMIを設定するのではなく、18～49歳においても20.0～24.9とし、65歳以上は21.5～24.9としたい。
　身体活動レベルの算出は、日本人の食事摂取基準では身体活動レベルを、18～69歳では、低い（Ⅰ）1.5（1.40～1.60）、ふつう（Ⅱ）1.75（1.60～1.90）、高い（Ⅲ）2.00（1.90～2.20）と示しており、エネルギー摂取量の低下による他の栄養素の摂取不足とならないように、身体活動の増加も併せて検討することが望ましいとある。レベルが低いのものにあっては、身体活動を増加して、ふつう（Ⅱ）の範囲である1.6以上を設定することが望ましい。以下の公式で求められる。

> **X（身体活動レベル）＝総身体活動別エネルギー÷活動に要した時間（分）**
> 総身体活動別エネルギーは身体活動別エネルギー（身体活動レベル×要した時間）の合計数によって求められる。
> ※身体活動レベルはP.36～37の「身体活動の分類例」から生活時間をもとに転記する。

【 性・年齢階層別基礎代謝量 】

年齢 （歳）	男 （kcal/kg/日）	女 （kcal/kg/日）	年齢 （歳）	男 （kcal/kg/日）	女 （kcal/kg/日）
1〜2	61.0	59.7	15〜17	27.0	25.3
3〜5	54.8	52.2	18〜29	23.7	22.1
6〜7	44.3	41.9	30〜49	22.5	21.9
8〜9	40.8	38.3	50〜64	21.8	20.7
10〜11	37.4	34.8	65〜74	21.6	20.7
12〜14	31.0	29.6	75以上	21.5	20.7

資料）日本人の食事摂取基準（2020年版）

【 身体活動の分類例 】

身体活動の分類 （メッツ値の範囲）	身体活動 レベル （メッツ値）	身体活動の例			
		家庭	学校・会社	余暇	身体運動
睡眠（0.9）	0.9	睡眠			
座位または立位の静的な活動 （1.0〜1.9）	1.0	音楽鑑賞／映画鑑賞 TV視聴 会話／電話／書き物 読書 乗り物に乗る	乗り物での通勤・通学		ジャグジーに入る（座位）
	1.5	入浴 食事	一般的なオフィスワーク（座位） 入力作業		
	1.8		学校の授業		
ゆっくりとした歩行や家事など低強度の活動 （2.0〜2.9）	2.0	料理（立位／座位） 洗濯 ベッドメイク シャワー 洗顔／歯磨き／ひげ剃り／化粧 服の着替え 会話を伴った食事 家の中での歩行	手工芸（座位）	旅行（徒歩・乗り物使用）	
	2.3	アイロンかけ 洗濯物の片付け	一般的なオフィスワーク（立位）		
	2.5	整理整頓／リネン交換 皿洗い／ゴミ捨て 料理・食材の準備（歩行あり） ペットの世話 植物の水やり 子どもと遊ぶ（座位／軽度） 子どもの世話（座位） ヘアスタイリング オートバイ		ダーツ	ストレッチ
長時間持続可能な運動・労働など中強度の活動 （普通歩行を含む） （3.0〜5.9）	3.0	洗車／窓拭き（きつい） 子どもの世話（立位） 階段の昇降（軽度） 散歩／ペットの散歩 家財の片付け（ややきつい）	看護 11.3kg以下を持っての社内移動階段の昇降	フリスビー ゴルフ（打ちっ放し） サーフィン ボーリング	ダンス（マンボ／チャチャ） ダンス（ワルツ／スロー） ウェイトリフティング（軽度） 自転車エルゴメーター：50ワット（非常に軽度）

身体活動の分類 (メッツ値の範囲)	身体活動 レベル (メッツ値)	身体活動の例			
		家庭	学校・会社	余暇	身体運動
	(3.0)	外出の準備／ドア・窓の施錠 幼児を抱きかかえての移動			
	3.5	掃除機での掃除 幼児を背負っての移動 モップがけ	立位での作業 (ややきつい)	アーチェリー	トランポリン 柔軟体操(自宅)
	3.8	浴室／風呂磨き			ウォーキング:93m/分(軽度)
	4.0	庭掃除／屋根の雪下ろし 子どもと遊ぶ(歩・走行／ややきつい) 高齢者・身体障害者の介護 車椅子を押しての移動 同時に多種類の家事労働(きつい)	徒歩通勤・通学 立位での作業 (きつい) インストラクター(指導のみ)	乗馬 自転車に乗る: 16.0km/時以下	アクアビクス／水中ウォーク(軽度) 太極拳 カーリング 卓球／バレーボール
	4.5		11.3kg以下のモノを運ぶ(やや早足)	ゴルフ／バトミントン	ダンス(フラダンス／ベリーダンス／フラメンコ)
	4.8				ダンス(バレエ／ジャズダンス／タップダンス)
	5.0	子どもと遊ぶ(歩・走行／きつい) 松葉杖で歩く	階段を下る (11.3-22.2kgのモノを持って)	子どもの遊び(ドッジボール／遊具を使用) ソフトボール／野球	エアロビックダンス(軽度) クリケット／ソフトボール
	5.5	芝刈り(電動芝刈り機にて)			自転車エルゴメーター:100ワット(軽度) アイススケート:14.5km/時以下 室内運動(一般)
頻繁に休みが必要な運動・労働など高強度の活動(6.0以上)	6.0	家財道具の移動 スコップでの雪かき		スイミング(海／湖) 自転車に乗る:16.1-19.2km/時以下(軽度)	ジョギング&歩行(10分以下のジョギング) ウエイトリフティング(きつい) ジャザサイズ(ジャズダンスをベースに)
	6.5		スポーツ教室のインストラクター		エアロビクスダンス
	7.0			テニス／サッカー／スキー／アイススケート 山登(14.0kg以下の荷物を背負って) バックパックを背負って歩く	ジョギング(一般)／競歩 スイミング(背泳) 自転車エルゴメーター:150ワット(ややきつい)
	8.0	荷物の運搬(重い)		岩／山登り 自転車に乗る:19.3-22.4km/時以下	ランニング:8.0km/時 スイミング(軽度のクロール／横泳ぎ) 水中ジョギング 腕立て伏せ／懸垂／腹筋運動
	8.5			マウンテンバイク	
	9.0	荷物を2階に運搬			ランニング:8.4km/時
	10.0				柔道／空手／キックボクシング ランニング:9.7km スイミング(平泳ぎ)
	11.0				スイミング(バタフライ／速いクロール) ランニング:10.8km/時
	15.0				ランニング:14.5km/時

資料)新しい運動基準・運動指針「身体活動のメッツ(METs)表」(2008年)より抜粋

LET'S TRY !

実習テーマ：推定エネルギー必要量の算出を行う。
ねらい：〈SAMPLE〉に習って、あなたの推定エネルギー必要量を求める。
実習の手順：TRY 1　〈SAMPLE〉に習って、あなたの1日の基礎代謝量を求めよう。
　　　　　　TRY 2　〈SAMPLE〉に習って、あなたの1日の身体活動レベルを求めよう。
　　　　　　TRY 3　〈SAMPLE〉に習って、あなたの推定エネルギー必要量を求めよう。

TRY 1　〈SAMPLE〉に習って、あなたの1日の基礎代謝量を求めよう。

TRY 1 〈SAMPLE〉

1．必要な項目の確認

（1）必要な項目の確認をし、記入する。

- 年齢　19　歳
- 性別　女
- 身長　158　cm
- 体重　49　kg

（2）標準体重を算出する。

〈算出式〉　標準体重(kg)＝身長(m)の2乗×22

身長(m) 　　　　身長(m)　　　　　　　　　標準体重(kg)
1.58 (m) × 1.58 (m) × 22 ≒ 54.9 (kg)

2．推定エネルギー必要量の算定

〈算出式〉　A　推定エネルギー必要量＝B（1日の基礎代謝量）×X（身体活動レベル）

1日の基礎代謝量（B）を算出する。

B（1日の基礎代謝量）＝性・年齢階層別体重1kg当たりの基礎代謝量(kcal)×体重(kg)
※性・年齢階層別体重1kg当たりの基礎代謝量はP.36の表「性・年齢階層別基礎代謝基準値」による。
※体重が標準体重との差が±10％以上の場合は標準体重で計算する。

P.36の表「性・年齢階層
別基礎代謝基準値」から　　　標準体重(kg)　　　　　　　1日の基礎代謝量
22.1 (kcal) × 54.9 (kg) ≒ 1213 (kcal)
（体重が－10％以下のため標準体重を使用）

STEP 3 食事摂取基準の算定   **39**

TRY 1 〈EXERCISE〉

1．必要な項目の確認
 (1) 必要な項目の確認をし、記入する。

| ・年　齢　　　　歳 | ・性　別 |
| ・身　長　　　　ｃｍ | ・体　重　　　　ｋｇ |

 (2) 標準体重を算出する。

〈算出式〉　標準体重(kg)＝身長(m)の2乗×22

　　□ (m) × □ (m) × 22 ≒ □ (kg)　標準体重(kg)

2．推定エネルギー必要量の算定

〈算出式〉　A　推定エネルギー必要量＝B（1日の基礎代謝量）×X（身体活動レベル）

1日の基礎代謝量（B）を算出する。

B（1日の基礎代謝量）＝性・年齢階層別体重1kg当たりの基礎代謝量(kcal)×体重(kg)
※性・年齢階層別体重1kg当たりの基礎代謝量はP.36の表「性・年齢階層別基礎代謝基準値」による。
※体重が標準体重との差が±10％以上の場合は標準体重で計算する。

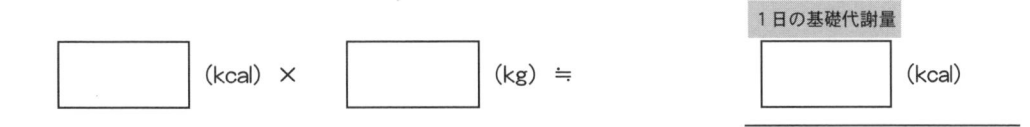

　　□ (kcal) × □ (kg) ≒ □ (kcal)　1日の基礎代謝量

TRY 2 〈SAMPLE〉に習って、あなたの1日の身体活動レベルを求めよう。

TRY 2 〈SAMPLE〉

1日の身体活動レベル（X）を算出する。
P.36～37の「身体活動の分類例」から、P.33で作成した「生活時間調査記録表」をもとに転記し、身体活動レベルを算出した。

【 身体活動レベル集計表 】

各種身体活動	身体活動レベル A	要した時間（分） B	活動別エネルギー A×B	各種身体活動	身体活動レベル A	要した時間（分） B	動作別エネルギー A×B
睡 眠	0.9	460	414.0	休憩	1.0	20	20.0
トイレ・洗面	2.0	60	120.0	立ち話	1.0	20	20.0
炊事・片づけ	2.5	70	175.0	買い物	2.0	30	60.0
食 事	1.5	80	120.0	入浴	1.5	30	45.0
身支度・着替え	2.0	45	90.0	洗濯	2.0	30	60.0
自転車	4.0	30	120.0	アイロンかけ	2.3	15	34.5
授 業	1.8	270	486.0	読書・予習	1.0	80	80.0
移 動	2.3	10	23.0	テレビ	1.0	60	60.0
調理実習	2.5	90	225.0	パソコン	1.5	40	60.0
				合計		1440 分	2212.5

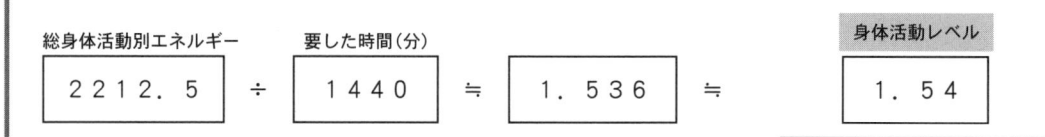

総身体活動別エネルギー　要した時間(分)　　　　　　　　　　身体活動レベル

$2212.5 \div 1440 \fallingdotseq 1.536 \fallingdotseq 1.54$

STEP 3 食事摂取基準の算定

TRY 2 〈EXERCISE〉

1日の身体活動レベル（X）を算出する。

P.36～37の「身体活動の分類例」から、P.34で作成した「生活時間調査記録表」をもとに転記し、あなたの身体活動レベルを算出する。

【 身体活動レベル集計表 】

各種身体活動	身体活動レベル A	要した時間（分） B	活動別エネルギー A×B	各種身体活動	身体活動レベル A	要した時間（分） B	動作別エネルギー A×B
睡　眠	0.9						
				合計			

総身体活動別エネルギー □ ÷ 要した時間(分) □ ≒ □ ≒ 身体活動レベル □

巻末資料2 記録用紙

TRY 3

TRY 1、TRY 2 で求めた数値より〈SAMPLE〉に習って、あなたの1日の推定エネルギー必要量を求めよう。

TRY 3 〈SAMPLE〉

〈算出式〉 A 推定エネルギー必要量＝B（1日の基礎代謝量）×X（身体活動レベル）

1日の基礎代謝量　　　　　　　身体活動レベル

| 1 2 1 3 | (kcal) × | 1．6 | ≒ | 1 9 4 1 | (kcal) |

推定エネルギー必要量

〈SAMPLE〉の推定エネルギー必要量は……　≒　| 1 9 5 0 | (kcal)

※TRY 2で算出した身体活動レベルは、1.54で低いに該当するため、ここでは1.6を使用する。

TRY 3 〈EXERCISE〉

〈算出式〉 A 推定エネルギー必要量＝B（1日の基礎代謝量）×X（身体活動レベル）

1日の基礎代謝量　　　　　　　身体活動レベル

|　　　| (kcal) × |　　　| = |　　　| (kcal)

推定エネルギー必要量

あなたの推定エネルギー必要量は……　=　|　　　| (kcal)

2 各栄養素の食事摂取基準算定

　各栄養素の食事摂取基準（Dietary Reference Intakes）は、設定指標として5種類の指標で示されている。各栄養素は、健康の維持・増進と欠乏症予防のために、「推定平均必要量」と「推奨量」の2つの値で示されている。しかし、この2つの指標を示すことが困難な栄養素については、「目安量」が設定されている。その他に、生活習慣病の一次予防をもっぱら目的として食事摂取基準の設定が必要とされる栄養素については、「目標量」が示されている。過剰摂取による健康障害を未然に防ぐことを目的とした「耐容上限量」も設定されている。それぞれの指標は、次のような考え方で設定されたものである。指標の意味する考え方を十分に理解したうえで活用することが大切である。

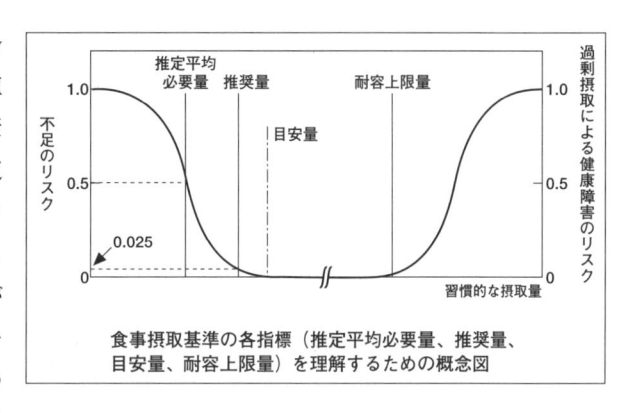

食事摂取基準の各指標（推定平均必要量、推奨量、目安量、耐容上限量）を理解するための概念図

①推定平均必要量（estimated average requiremennto : EAR）
　特定の集団を対象として測定された必要量から、性・年齢階級別に日本人の必要量の平均値を推測し、当該性・年齢階級に属する人々の50％が必要量を満たすと推定される1日の摂取量をいう。

②推奨量（recommended dietary allawance : RDA）
　ある性・年齢階級に属する人々のほとんど（97～98％）が1日の必要量を満たすと推定される1日の摂取量で、原則として「推定平均必要量＋標準偏差の2倍（2SD）」をいう。

③目安量（adequate intake : AI）
　推定平均必要量・推奨量を算定するのに十分な科学的根拠が得られない場合に、ある性・年齢階級に属する人々が、良好な栄養状態を維持するのに十分な量を設定し、その量をいう。

④目標量（tentative dietary goal for preventing life-style rerated diseases : DG）
　生活習慣病の一次予防のために現在の日本人が当面の目標とすべき摂取量または、その範囲をいう。

⑤耐容上限量（tolerable upper intake level : UL）
　ある性・年齢階級に属するほとんどすべての人々が、健康障害をもたらす危険がないとみなされる習慣的な摂取量の上限量をいう。

1 エネルギー源となる各栄養素の食事摂取基準算定

　各栄養素の食事摂取基準を「日本人の食事摂取基準（2020年版）」で示された基準に基づいて算出する。エネルギー源となる栄養素の食事摂取基準の算定には、推定エネルギー必要量を満たすことが条件となる。推定エネルギー必要量を満たすことのできる栄養素は、たんぱく質、脂質、炭水化物の3大栄養素である。そのためには、3大栄養素それぞれから得られるエネルギーを決定することが必要である。

　どの栄養素でどのくらいのエネルギーを摂取するかを示したのがエネルギー産生栄養素バランス（以下、エネルギー比率と表記）である。

　「日本人の食事摂取基準（2020）」では、エネルギー産生栄養素バランス（％エネルギー）として次のように示している。

エネルギー産生エネルギーバランスの食事摂取基準（％エネルギー）

目標量（中央値）（男女共通）				
年齢等	たんぱく質	脂　　質		炭水化物
		脂質	飽和脂肪酸	
0～11（月）	—	—	—	—
1～2（歳）	13～20	20～30	—	50～65
3～14（歳）	13～20	20～30	10以下	50～65
15～17（歳）	13～20	20～30	8以下	50～65
18～49（歳）	13～20	20～30	7以下	50～65
50～64（歳）	14～20	20～30	7以下	50～65
65歳以上	15～20	20～30	7以下	50～65

1. 必要なエネルギー量を確保した上でのバランスとすること。
2. 範囲に関しては、おおむねの値を示したものであり、弾力的に適用すること。
3. 65歳以上の高齢者について、フレイル予防を目的とした量を定めることは難しいが、身長・体重が参照体位に比べて小さいものや、特に75歳以上であって加齢に伴い身体活動量が大きく低下したものなど、推定エネルギー必要量が低いものでは、下限が推奨量を下回る場合があり得る。この場合でも推奨量以上とすることが望ましい。
4. 脂質については、その構成成分である飽和脂肪酸など、質への配慮を十分に行う必要がある。
5. アルコールを含む。ただしアルコールを勧めるものではない。
6. 食物繊維の目標量を十分に注意すること。

　ここで示されているたんぱく質、脂質、炭水化物の摂取範囲内で各栄養素の摂取比率の合計が100％となるように、対象者が最も摂取しやすい数値を設定する。飽和脂肪酸のエネルギー比率については十分に配慮し設定する。

　設定されたエネルギー比率に基づいて、各栄養素の食事摂取基準を算出する。各栄養素の食事摂取基準の算出にあたっては、1g当たりおおよそ、たんぱく質4 kcal、脂質9 kcal、炭水化物4 kcalのアトウォーターの係数を用いることとし、各栄養素で摂取できるエネルギー量を各栄養素1g当たりのエネルギーで割って求める。

2 その他の栄養素の食事摂取基準算定

　その他の栄養素の食事摂取基準を算出する。栄養素のなかには、食事摂取基準が個人差によって大きな違いがなく、年齢・性別程度の条件で決めてよいものと、推定エネルギー必要量によりその栄養素の食事摂取基準に違いがあるものとがある。ここでは推定エネルギー必要量をもとに、算出できる各栄養素の食事摂

取基準を算出する。算出できる栄養素は、ビタミンB₁・ビタミンB₂の食事摂取基準である。いずれの栄養素も推定エネルギー必要量1000kcal当たりで示されている。

3 摂取量に対する問題点の明確化

日本人の食事摂取基準より対象者のエネルギーおよび各栄養素の食事摂取基準を設定する。設定した食事摂取基準と対象者の摂取量を比較し、その対象者の栄養素等の摂取状況を把握し、摂取状況に対する問題点を明らかにする。

LET'S TRY !

実習テーマ：各栄養素の食事摂取基準算出を行う。
ね ら い：〈SAMPLE〉に習って、エネルギー比率より各栄養素からのエネルギーを算出し、あなたの各栄養素の食事摂取基準を求める。
実習の手順：TRY 1 〈SAMPLE〉に習って、あなたのエネルギー比率を設定しよう。
　　　　　　TRY 2 〈SAMPLE〉に習って、エネルギー比率より各栄養素からのエネルギーを求めよう。
　　　　　　TRY 3 〈SAMPLE〉に習って、TRY 2のエネルギーから各栄養素の食事摂取基準を求めよう。
　　　　　　TRY 4 〈SAMPLE〉に習って、あなたの各栄養素の食事摂取基準を求めよう。
　　　　　　TRY 5 あなたの食事摂取基準表を作成し、摂取量（P.30 TRY 1参照）を算出した数値と比較してみよう。

TRY 1　〈SAMPLE〉に習って、あなたのエネルギー比率を設定しよう。

TRY 1 〈SAMPLE〉

【年　　齢】19歳
【性　　別】女
【身　　長】158 cm
【体　　重】49 kg

【炭水化物エネルギー比率】　58 ％
【たんぱく質エネルギー比率】　17 ％
【脂質エネルギー比率】　25 ％

計　100 ％　に設定する。

TRY 1 〈EXERCISE〉

【年　　齢】
【性　　別】
【身　　長】
【体　　重】

【炭水化物エネルギー比率】　　　％
【たんぱく質エネルギー比率】　　　％
【脂質エネルギー比率】　　　％

計　100 ％　に設定する。

TRY 2 〈SAMPLE〉に習って、エネルギー比率より各栄養素からのエネルギーを求めよう。

TRY 2 〈SAMPLE〉

1. 炭水化物でとるエネルギー

   推定エネルギー必要量　　設定したエネルギー比率　　　　　　　　炭水化物でとるエネルギー

   | 1950 | (kcal) × | 0.58 | = | 1131 | (kcal) |

   (58％)

2. たんぱく質でとるエネルギー

   推定エネルギー必要量　　設定したエネルギー比率　　　　　　　　たんぱく質でとるエネルギー

   | 1950 | (kcal) × | 0.17 | = | 332 | (kcal) |

   (17％)

3. 脂質でとるエネルギー

   推定エネルギー必要量　　設定したエネルギー比率　　　　　　　　脂質でとるエネルギー

   | 1950 | (kcal) × | 0.25 | = | 488 | (kcal) |

   (25％)

TRY 3 〈SAMPLE〉に習って、あなたの各栄養素の食事摂取基準を求めよう。

TRY 3 〈SAMPLE〉

※ 算出した数値は設定したエネルギー比率に見合うような近似値とする。

1. 炭水化物の食事摂取基準

   〈算出式〉　炭水化物の食事摂取基準(g)＝炭水化物でとるエネルギー÷炭水化物1g当たりのエネルギー(1g当たり4kcal)

   炭水化物でとるエネルギー　　炭水化物1g当たりのエネルギー　　　　　　　　炭水化物の食事摂取基準

   | 1131 | (kcal) ÷ | 4 | (kcal) = | 282.75 | (g) ≒ | 285 | (g) |

2. たんぱく質の食事摂取基準

   〈算出式〉　たんぱく質の食事摂取基準(g)＝たんぱく質でとるエネルギー÷たんぱく質1g当たりのエネルギー(1g当たり4kcal)

   たんぱく質でとるエネルギー　　たんぱく質1g当たりのエネルギー　　　　　　　　たんぱく質の食事摂取基準

   | 332 | (kcal) ÷ | 4 | (kcal) = | 83 | (g) ≒ | 80 | (g) |

STEP 3　食事摂取基準の算定　**47**

TRY 2 〈EXERCISE〉

1．炭水化物でとるエネルギー

　　□ (kcal) × □ ＝ □ (kcal)　　炭水化物でとるエネルギー

2．たんぱく質でとるエネルギー

　　□ (kcal) × □ ＝ □ (kcal)　　たんぱく質でとるエネルギー

3．脂質でとるエネルギー

　　□ (kcal) × □ ＝ □ (kcal)　　脂質でとるエネルギー

TRY 3 〈EXERCISE〉

※ 算出した数値は設定したエネルギー比率に見合うような近似値とする。

1．炭水化物の食事摂取基準

〈算出式〉　炭水化物の食事摂取基準(g)＝炭水化物でとるエネルギー÷炭水化物1g当たりのエネルギー（1g当たり4kcal）

　　□ (kcal) ÷ □ (kcal) ＝ □ (g) ≒ □ (g)　　炭水化物の食事摂取基準

2．たんぱく質の食事摂取基準

〈算出式〉　たんぱく質の食事摂取基準(g)＝たんぱく質でとるエネルギー÷たんぱく質1g当たりのエネルギー（1g当たり4kcal）

　　□ (kcal) ÷ □ (kcal) ＝ □ (g) ≒ □ (g)　　たんぱく質の食事摂取基準

TRY 3 〈SAMPLE〉のつづき

3．脂質の食事摂取基準

〈算出式〉 脂質の食事摂取基準(g)＝脂質でとるエネルギー÷脂質1g当たりのエネルギー（1g当たり9kcal）

脂質でとるエネルギー　　　脂質1g当たりのエネルギー　　　　　　　　　　　　脂質の食事摂取基準

| 488 | (kcal) ÷ | 9 | (kcal) ≒ | 54.22 | (g) ≒ | 55 | (g) |

TRY 4　〈SAMPLE〉に習ってあなたの各栄養素の食事摂取基準を求めよう。

TRY 4 〈SAMPLE〉

※ 算出した数値は、「日本食品標準成分表」に基づいた近似値とする。

1．ビタミンB_1の食事摂取基準

〈算出式〉 ビタミンB_1の食事摂取基準(mg)＝推定エネルギー必要量÷1000kcal×1000kcalにつき推奨量0.54mg

推定エネルギー必要量　　　　エネルギー 1000kcalにつき0.54mg　　　ビタミンB_1の食事摂取基準

| 1950 | (kcal) ÷ | 1000 | (kcal) × | 0.54 | (mg) = | 1.053 | ≒ | 1.1 | (mg) |

2．ビタミンB_2の食事摂取基準

〈算出式〉 ビタミンB_2の食事摂取基準(mg)＝推定エネルギー必要量÷1000kcal×1000kcalにつき推奨量0.6mg

推定エネルギー必要量　　　　エネルギー 1000kcalにつき0.6mg　　　ビタミンB_2の食事摂取基準

| 1950 | (kcal) ÷ | 1000 | (kcal) × | 0.6 | (mg) = | 1.17 | ≒ | 1.2 | (mg) |

3．ナイアシンの食事摂取基準

〈算出式〉 ナイアシンの食事摂取基準(mgNE)＝推定エネルギー必要量÷1000kcal×1000kcalにつき推奨量5.8mgNE

推定エネルギー必要量　　　　エネルギー 1000kcalにつき5.8mgNE　　　ナイアシンの食事摂取基準

| 1950 | (kcal) ÷ | 1000 | (kcal) × | 5.8 | (mgNE) = | 11.31 | ≒ | 12 | (mgNE) |

TRY 3〈EXERCISE〉のつづき

3．脂質の食事摂取基準

〈算出式〉 脂質の食事摂取基準(g)＝脂質でとるエネルギー÷脂質1g当たりのエネルギー（1g当たり9kcal）

　　　　　　　　　　　　　　　　　　　　　　　　　　　　　　　　　　　　脂質の食事摂取基準

☐ (kcal) ÷ ☐ (kcal) = ☐ (g) ≒ ☐ (g)

TRY 4〈EXERCISE〉

※ 算出した数値は、「日本食品標準成分表」に基づいた近似値とする。

1．ビタミンB₁の食事摂取基準

〈算出式〉 ビタミンB₁の食事摂取基準(mg)＝推定エネルギー必要量÷1000kcal×1000kcalにつき推奨量0.54mg

　　　　　　　　　　　　　　　　　　　　　　　　　　　　　　　　　　　ビタミンB₁の食事摂取基準

☐ (kcal) ÷ ☐ (kcal) × ☐ (mg) = ☐ ≒ ☐ (mg)

2．ビタミンB₂の食事摂取基準

〈算出式〉 ビタミンB₂の食事摂取基準(mg)＝推定エネルギー必要量÷1000kcal×1000kcalにつき推奨量0.6mg

　　　　　　　　　　　　　　　　　　　　　　　　　　　　　　　　　　　ビタミンB₂の食事摂取基準

☐ (kcal) ÷ ☐ (kcal) × ☐ (mg) = ☐ ≒ ☐ (mg)

3．ナイアシンの食事摂取基準

〈算出式〉 ナイアシンの食事摂取基準(mgNE)＝推定エネルギー必要量÷1000kcal×1000kcalにつき推奨量5.8mgNE

　　　　　　　　　　　　　　　　　　　　　　　　　　　　　　　　　　　ナイアシンの食事摂取基準

☐ (kcal) ÷ ☐ (kcal) × ☐ (mgNE) = ☐ ≒ ☐ (mgNE)

TRY 5

各数値の算出から、あなたの食事摂取基準を作成し、摂取量（P.30 TRY 1 参照）を算出した数値と比較してみよう。

【 あなたの食事摂取基準・目標量表 】

栄養素項目	摂取量	食事摂取基準目標量	食事摂取基準に対する評価	参考（18〜29歳）
エネルギー（kcal）				推定エネルギー必要量＝基礎代謝量×身体活動レベル
たんぱく質（g）				エネルギー産生栄養素バランスでエネルギーの 13〜20% 推定平均必要量　男性 50g　女性 40g 推奨量　男性 65g　女性 50g
総脂質（g）				エネルギー産生栄養素バランスでエネルギーの 20〜30%
飽和脂肪酸				〃　　　　　　　　　　　　　7.0%以下
n-6系 脂肪酸				目安量　男性 11g、女性 8g
n-3系 脂肪酸				目安量　男性 2.0g、女性 1.6g
炭水化物（g）				エネルギー産生栄養素バランスでエネルギーの 50〜65%
食物繊維（g）				目標量　男性 21g 以上　女性 18g 以上
ビタミン A（μgRE）				推定平均必要量　男性 600μgRE 　　　　　　　　女性 450μgRE 推奨量　男性 850μgRE　女性 650μgRE 耐容上限量　2700μgRE
ビタミン D（μg）				目安量　8.5μg　耐容上限量　100μg
ビタミン E（mg）				目安量　男性 6.0mg　女性 5.0mg 耐容上限量　男性 850mg　女性 650mg
ビタミン K（μg）				目安量　150μg
ビタミン B_1（mg）				推定平均必要量　男性 1.2mg　女性 0.9mg 推奨量　　　　　男性 1.4mg　女性 1.1mg
ビタミン B_2（mg）				推定平均必要量　男性 1.3mg　女性 1.0mg 推奨量　　　　　男性 1.6mg　女性 1.2mg
ナイアシン（mgNE）				推定平均必要量　男性 13mgNE　女性 9mgNE 推奨量　　　　　男性 15mgNE　女性 11mgNE
ビタミン B_6（mg）				推定平均必要量　男性 1.1mg　女性 1.0mg 推奨量　男性 1.4mg　女性 1.1mg 耐容上限量　男性 55mg　女性 45mg
ビタミン B_{12}（μg）				推定平均必要量　2.0μg 推奨量　　　　　2.4μg

栄養素				
葉酸（μg）				推定平均必要量　200μg　推奨量　240μg 妊娠計画及び妊娠の可能を有する女性 400μg 耐容上限量　900μg
パントテン酸（mg）				目安量（男女共同値の5mg）
ビオチン（μg）				目安量　50μg
ビタミンC（mg）				推定平均必要量　85mg 推奨量　　　　　100mg
ナトリウム（mg） （食塩相当量（g））				推定平均必要量　600mg（1.5g） 目標量はすべて食塩相当量にあたるので、 目標量（男性7.5g未満　女性6.5mg未満）
カリウム（mg）				目安量　男性2500mg　女性2000mg 目標量　男性3000mg以上　女性2600mg以上
カルシウム（mg）				推定平均必要量　男性650mg　女性550mg 推奨量　男性800mg　女性650mg 耐容上限量　2500mg
マグネシウム（mg）				推定平均必要量　男性280mg　女性230mg 推奨量　男性340mg　女性270mg
リン（mg）				目安量　男性1000mg　女性800mg 耐容上限量　3000mg
鉄（mg）				推定平均必要量　男性6.5mg　女性8.5mg（月経あり） 推奨量　男性7.5mg　女性10.5mg（月経あり） 耐容上限量　男性50mg　女性40mg
亜鉛（mg）				推定平均必要量　男性9mg　女性7mg 推奨量　男性11mg　女性8mg 耐容上限量　男性40mg　女性35mg
銅（mg）				推定平均必要量　男性0.7mg　女性0.6mg 推奨量　男性0.9mg　女性0.7mg 耐容上限量　7mg
マンガン（mg）				目安量　男性4.0mg　女性3.5mg 耐容上限量　11mg
ヨウ素（μg）				推定平均必要量　95μg　推奨量　130μg 耐容上限量　3000μg
セレン（μg）				推定平均必要量　男性25μg　女性20μg 推奨量　男性30μg　女性25μg 耐容上限量　男性450μg　女性350μg
クロム（μg）				目安量　10μg 耐容上限量　500μg
モリブデン（μg）				推定平均必要量　男性20μg　女性20μg 推奨量　男性30μg　女性25μg 耐容上限量　男性600μg　女性500μg

STEP 4　食事計画

　各栄養素等の食事摂取基準が過不足なく摂取できるようにするには、何をどのくらい摂取すればよいかの計画を立てる。計画は栄養比率や指数のみにこだわって、対象者の実態にそぐわないものであっては、指導の効果をあげることはむずかしい。指導の効果をあげるには、対象者が日常摂取している食事の内容により近いものであり、食習慣も大きく変えなくてすむように工夫することが大切である。

　日常的に使用する食品には、その食品に含まれている栄養素等の種類や量に応じて、いくつかの食品群に分けることができる。対象者が、各食品群の食品を通常の使い方で使用した場合、その食品群の食品を100ｇ食べることで、どのような栄養素等を、どのくらいの量摂取することができるのかを把握しておくことが必要である。このような100ｇ当たりの栄養素等の量を示したものが荷重平均食品群別栄養成分表である。荷重平均食品群別栄養成分表の作成は、使用食品それぞれの栄養価の算出をしなくても、どの食品群の食品をどれだけ使ったかで、おおよその栄養素等の摂取量を把握することができるため、対象者の食事計画をまえもって作成するうえでも重要である。

　荷重平均食品群別栄養成分表をもとに、対象者の栄養素等の食事摂取基準を充足するには、どの食品群の食品をどれだけ使ったらよいかの計画を立て、配分することが必要となる。これを、食品構成という。食品構成で配分した食品群別の構成量を余すことなく、朝・昼・夕の3食で使用するように具体化することを献立作成といい、この一連の流れが食事計画となる。

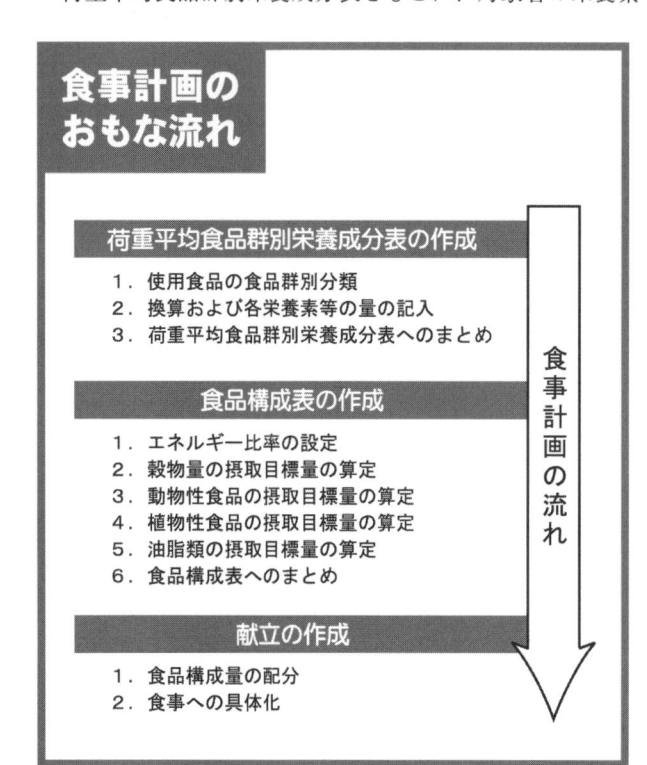

　食事計画の手順は、次のとおりである。

①日常の食事で使用した食品を設定した食品群に分類し、各食品の使用量を群別換算を行い、荷重平均食品群別栄養成分表を作成する。

②エネルギー比率を設定し、各食品群の摂取目標量を算定し、食品構成表を作成する。

③食品構成表の使用量を配分して、献立を作成し、食事へと具体化する。

食事計画のおもな流れ

荷重平均食品群別栄養成分表の作成
1. 使用食品の食品群別分類
2. 換算および各栄養素等の量の記入
3. 荷重平均食品群別栄養成分表へのまとめ

食品構成表の作成
1. エネルギー比率の設定
2. 穀物量の摂取目標量の算定
3. 動物性食品の摂取目標量の算定
4. 植物性食品の摂取目標量の算定
5. 油脂類の摂取目標量の算定
6. 食品構成表へのまとめ

献立の作成
1. 食品構成量の配分
2. 食事への具体化

食事計画の流れ

1 献立作成までの基本

　献立作成は、単なる料理の配分ではなく、指導対象者が無理なく栄養素等食事摂取基準を摂取するための計画であって、指標となるものである。献立作成の善し悪しが対象者の健康の保持や増進を左右し、疾病予防にも大きく影響するといっても過言ではない。献立を作成するには、食事計画に必要な一連の流れや、それに必要な数値の算出方法など熟知しておく必要がある。ここでは献立作成までの基本的な流れにそって、必要な数値の算出方法や使用方法を学び、献立作成の実際を実習する。

1　荷重平均食品群別栄養成分表の作成

　各食品群100g当たりの栄養素等の量は、対象者の使用する食品の種類や使用頻度・使用量によって違ってくる。日常、あまり意識せずに使う食品の種類や使用頻度・量を把握したうえで、その使用量に見合うような成分表を作成しなければならない。そのためには、食品群の分類の仕方、各食品群に含まれる食品の種類、各食品群の食品ができるだけ近い栄養素等の量となるような換算方法などを学び、対象者に合った荷重平均食品群別栄養成分表の作成ができるようにすることが大切である。

1．使用食品の食品群別分類

　対象者の使用食品を食品群別に分類する。分類の方法には、使用目的、使用場所、活用の仕方などに

【　分類例―1　】

食品群	食品名
米	うるち米、餅米、餅、ビーフン（主食として用いる場合）
パン類	パン
めん類	うどん、冷麦、そうめん、そば、スパゲティー、マカロニ等
その他穀類	小麦粉、パン粉、ビーフン（主食以外の穀類）
いも類	じゃがいも、さつまいも、里いも、長いも、でんぷん、こんにゃく等
砂糖類	砂糖、ジャム、はちみつ等
菓子類	米菓、クッキー等
油脂類	植物油、バター、マーガリン、マヨネーズ、ドレッシング等
大豆製品	大豆、豆腐、納豆、生揚げ、油揚げ、ゆば等
みそ類	みそ
豆類	うずら豆、いんげん豆、小豆等
果実類	果物
緑黄色野菜	緑黄色野菜
その他野菜類	その他の野菜、きのこ類
藻類	海藻
魚介類	魚、貝、えび、かに、いか、ねり製品等
肉類	豚肉、鶏肉、牛肉、ハム、ソーセージ等
卵類	鶏卵、うずら卵等
乳類	牛乳、ヨーグルト、スキムミルク、チーズ等
その他調味料	しょうゆ、ソース、ケチャップ、酢、塩、みりん、酒等

よってさまざまな方法がある。

　食卓を想定した食べ方の主食・主菜・副菜をそろえて食べるという考え方での食品群の分け方は、主食の種類を何にするのかも計画に入れる必要があり、分類例―1のような分類が適当であろう。

　また、栄養素等の充足状況を主体とした分類は、分類例―2のように行うことが適当と思われる。

　保育所のように食事形態が食事の部分とおやつの部分とを区別したほうが、食品を配分しやすい施設

【 分類例―2 】

食品群	食品名
穀類	米、パン、めん、小麦粉、パン粉、マカロニ・スパゲティー等
いも類	いも、でんぷん、春雨等
砂糖・菓子類	砂糖、菓子、ジャム等
油脂類	植物油、バター・マーガリン、ごま等の堅果類、マヨネーズ・ドレッシング等
豆類	大豆、大豆製品、うずら豆、いんげん豆、小豆、みそ等
果実類	果物
緑黄色野菜類	緑黄色野菜
その他野菜類	その他の野菜、きのこ類、藻類等
魚介類	魚、貝、えび・かに・いか、ねり製品等
肉類	豚肉、鶏肉、牛肉、ハム・ソーセージ等
卵類	鶏卵、うずら卵等
乳類	牛乳、ヨーグルト、スキムミルク、チーズ等
その他調味料	みそ以外の調味料

【 分類例―3 】

区分	食品群	食品名
主食	穀類	米、パン、めん、餅
副食	穀類	小麦粉、パン粉、マカロニ等副菜に含む穀類
	いも類	いも、でんぷん、春雨等
	砂糖類	砂糖、ジャム等
	油脂類	植物油、バター・マーガリン、ごま等の堅果類、マヨネーズ等
	豆類	大豆、大豆製品、うずら豆、小豆、みそ等
	果実類	果物
	緑黄色野菜類	緑黄色野菜
	その他野菜類	その他の野菜、きのこ類等
	藻類	海藻
	魚介類	魚、貝、えび・かに・いか、ねり製品等
	肉類	豚肉、鶏肉、牛肉、ハム・ソーセージ等
	卵類	鶏卵、うずら卵等
	乳類	牛乳、ヨーグルト、スキムミルク、チーズ等
	その他調味料	みそ以外の調味料
おやつ	菓子類	米菓、クッキー等
	果実類	果物
	魚介類	干し魚、ねり製品等
	肉類	ソーセージ、ビーフジャーキー等
	藻類	昆布などの海藻
	乳類	牛乳、ヨーグルト、スキムミルク、チーズ等
	嗜好飲料類	乳酸飲料、清涼飲料等

においては分類例—3のような分類とすることも考えられる。

2. 食品からの群別換算

　各食品群に含まれる食品中の栄養素等は、それぞれに含まれている量に違いがある。できるだけ同じような状態で、できるだけ近い栄養素等の量にそろえることができれば、同じ食品群間でどの食品を使おうとその食品群での誤差は少なく、つねに同一の栄養素等の摂取が可能である。できるだけ同じような状態に、各食品をそろえるためには食品の換算が必要である。

　たとえば、同じ米の仲間でも米100g中のエネルギーは356kcalあり、飯100g中のエネルギーは168kcalである。この場合、使用する食品が米のときと、飯のときでは188kcalもの差が出てしまう。すべて米に換算して、米群のエネルギーをはじめから100g当たり356kcalと算出されていれば、使用食品はすべて米となるため誤差はまったくないことになる。このように、できるだけ差がないようにすることが食品換算である。食品の換算には食品群の分け方によって、換算の必要な場合と必要としない場合とがある。

　分類例—1のような分類では、米類はすべて炊くまえの状態に換算する必要があるが、パン類はすべて焼いた状態に統一することにすれば、換算表のような小麦粉状態に統一する必要はない。また、めん類は米類と同様茹でるまえの乾めんに換算するほうがよい。いも類の乾燥マッシュポテトや春雨（干）なども生のじゃがいもと同じような状態に換算するほうがよい。砂糖類のジャムやハチミツも砂糖と同じ状態に、油脂類のドレッシングやマヨネーズ、ごま・ピーナツなども植物油と同じ状態に、牛乳類のスキムミルクやコーヒーホワイトナーも牛乳の状態に、藻類は乾燥の状態に、乾燥野菜は生の状態にそれぞれ換算が必要である。分類例—2および分類例—3のような分類では、分類例—1の換算に加えて、米類・パン類・めん類をまとめて穀類としているので、すべて乾燥の状態に換算することが必要でパン類も換算しなければならない。換算は【食品からの群別換算表】の換算率を参考に行う。下記にその一部をのせたので、参考にしてほしい。

【 食品からの群別換算表 】

食品名	群別	換算	食品名	群別	換算
飯	米類・穀類	÷2.3	ジャム・マーマレード	砂糖類	÷1.4
粥	〃	÷5.0	はちみつ	〃	÷1.3
餅	〃	÷1.5	ドレッシング	油脂類	÷2.3
パン	穀類	÷1.4	マヨネーズ	〃	÷1.3
うどん（干）	めん類・穀類	／	ごま・ピーナッツ（少量は換算不要）	〃	÷2
うどん（茹）	〃	÷3.8	スキムミルク	牛乳	×10
そうめん、冷麦（茹）	〃	÷2.8	コーヒーホワイトナー	〃	×2
中華めん（茹）	〃	÷2.4	わかめ（生）	藻類	÷7
乾めん、マカロニ、スパゲティ（干）	〃	／	ひじき（生）	〃	÷10
マカロニ、スパゲティ（茹）	〃	÷2.4	かんぴょう	淡色野菜類	×5
乾燥マッシュポテト	いも類	×4	干し椎茸	〃	×5
はるさめ（干）	〃	×4			

資料）科学技術庁資源調査会編、日本食品標準成分表、2001

3. 荷重平均食品群別栄養成分表の作成

　作成の際は（作成記録の例下図参照）食品群別に、使用した食品名、摂取量、食品により換算の必要なものは換算した数量、摂取量から摂取できる各栄養素等の量を使用したとおりにすべて記入し、食品群別に摂取量、換算数量、各栄養素の量をそれぞれ合計し、合計換算数量を100で割った数量で、各栄養素等の合計数量を割り、100g当たりの栄養素等の量を算出する。

　荷重平均食品群別栄養成分表の作成は、1日や2日間で使用した食品では、通常の使い方での食品の頻度や量を把握することはむずかしく、最低1か月間の使用食品摂取量程度の平均とすることが必要である。食品群によっては季節によって使用する食品がかぎられる場合もあるので、四季に分けて3か月ごとに作成したり、季節間の補正もできるように1年間の使用食品摂取量の平均とするほうが、より誤差の少ない成分表とすることができる。次ページにある作成例を参考にしてもらいたい。

【 荷重平均食品群別栄養成分表作成記録の例 】

食品群	食品名	摂取量	群別換算	エネルギー	たんぱく質	脂質	炭水化物	Ca	Fe	Na	K	VA	VB$_1$	VB$_2$	VC
米	米	75	75	267	4.6	0.7	57.8	4	0.6	1	66	0	0.06	0.02	0
	飯	185	80	311	4.6	0.6	68.6	6	0.2	2	54	0	0.04	0.02	0
	粥	300	60	213	3.3	0.3	47.1	3	0	0	36	0	0.03	0	0
	餅	120	80	282	5.0	1.0	60.4	8	0.2	2	79	0	0.06	0.02	0
計			4500	16020	274.5	40.5	3469.5	225	36.0	45	3960	0	3.60	0.90	0
100g当たり			100	356	6.1	0.9	77.1	5	0.8	1	88	0	0.08	0.02	0
パン	食パン	120	120	317	11.2	5.3	56.0	35	0.7	600	116	0	0.08	0.05	0
	バターロール	120	120	378	12.1	10.8	58.3	53	0.8	588	132	0	0.12	0.07	0
計			2410	6435	224.1	113.3	1125.5	651	16.9	12050	2410	0	1.69	1.69	0
100g当たり			100	267	9.0	4.7	46.7	27	0.7	500	100	0	0.07	0.07	0
魚介類	鯖	80	80	162	16.6	9.7	0.2	7	0.9	112	256	19	0.12	0.22	0
	鮭	80	80	163	15.7	10.2	0.2	10	0.2	38	280	29	0.12	0.11	1
	鰈	100	100	95	19.6	1.3	0.1	43	0.2	110	330	5	0.03	0.35	1
計			1820	3039	351.3	156.5	23.7	437	10.9	5769	5442	910	2.00	3.46	18
100g当たり			100	167	19.3	8.6	1.3	24	0.6	317	299	50	0.11	0.19	1
肉類	豚ロース	70	70	184	13.5	13.4	0.1	3	0.2	29	217	4	0.48	0.11	1
	豚挽き肉	50	50	111	9.3	7.6	0	3	0.6	29	155	6	0.31	0.11	1
	鶏手羽肉	50	50	106	8.8	7.3	0	5	0.3	38	90	30	0.02	0.06	1
	牛バラ肉	40	40	182	5.0	17.0	0.1	1	0.6	21	76	5	0.02	0.05	0
	ロースハム	30	30	59	5.0	4.2	0.4	3	0.2	300	78	0	0.18	0.04	15
計			1440	3571	277.9	254.9	1.4	100	11.5	1008	3902	288	0.62	2.16	29
100g当たり			100	248	19.3	17.7	0.1	7	0.8	70	271	20	0.46	0.15	2

STEP 4 食事計画

【「第6次改定 日本人の栄養所要量」に準じて作成したもの】

食品群	エネルギー (kcal)	たんぱく質 (g)	脂質 (g)	炭水化物 (g)	カルシウム (mg)	鉄 (mg)	ビタミン A レチノール当量 (μg)	B₁ (mg)	B₂ (mg)	C (mg)
穀類	328	7.1	2.0	68.0	12	0.7	0	0.08	0.03	0
種実類	542	16.0	48.0	20.0	114	2.0	4	0.40	0.20	2
いも類	82	1.5	0.1	19.2	9	0.5	1	0.09	0.03	31
砂糖類	384	0	0	99.2	1	0	0	0	0	0
菓子類	327	5.5	10.1	52.5	38	1.0	31	0.05	0.10	1
油脂類	825	0.5	89.5	0.3	0	0	173	0.01	0.02	0
豆類	121	9.4	6.8	5.5	139	2.0	0	0.09	0.05	0
果実類	58	0.6	0.2	15.0	14	0.2	42	0.05	0.02	31
緑黄色野菜	33	1.4	0.2	7.4	42	1.0	719	0.07	0.09	32
その他の野菜	27	1.2	0.1	6.2	26	0.4	12	0.03	0.03	14
きのこ類	34	4.1	0.6	11.4	3	1.0	0	0.17	0.39	2
海草類	89	8.6	1.1	33.5	480	19.4	630	0.25	0.64	9
調味嗜好飲料	61	1.4	0.1	6.8	11	0.4	2	0.01	0.05	2
魚介類	149	20.3	6.6	0.2	29	0.8	19	0.09	0.22	0
肉類	194	18.2	12.4	0.3	5	1.0	22	0.35	0.20	4
卵類	151	12.3	10.3	0.3	51	1.8	150	0.06	0.43	0
乳類	77	3.7	4.0	6.4	122	0.1	44	0.04	0.17	0

注：食品群の分類および配列は「第6次改定 日本人の栄養—食事摂取基準の活用」に準じた。

引用）富岡和夫編、給食の運営 給食計画・実務論 第5版、P.74、医歯薬出版、2004

【食糧構成小委員会の食糧構成案食品使用比率をもとに作成したもの】

食品群＼栄養素	エネルギー (kcal)	たんぱく質 (g)	脂質 (g)	糖質 (g)	Ca (mg)	Fe (mg)	Na (mg)	K (mg)	VA (IU)	VB₁ (mg)	VB₂ (mg)	VC (mg)
米	356	6.8	1.3	75.5	6	0.5	2	110	0	0.12	0.03	0
パン類	260	8.4	3.8	48.0	36	1.0	520	95	0	0.07	0.07	0
めん類	205	4.8	3.4	36.4	11	0.4	320	48	0	0.06	0.02	0
いも類	85	1.9	0.2	18.9	15	0.6	5	481	0	0.10	0.04	22
砂糖類	384	0	0	99.2	1	0.1	2	3	0	0	0	0
菓子類	422	6.0	11.7	68.6	24	0.6	296	109	78	0.04	0.05	0
油脂類	845	0.6	91.8	0.1	7	0.2	290	5	355	0.01	0.02	0
大豆製品	124	9.0	8.3	2.6	132	2.7	3	137	0	0.11	0.04	0
豆類	336	20.1	2.2	54.3	103	5.7	1	1724	0	0.48	0.18	0
みそ類	194	12.8	5.8	19.3	115	4.2	5000	410	0	0.03	0.10	0
果実類	52	0.5	0.1	13.3	10	0.1	1	164	30	0.04	0.02	23
緑黄色野菜類	28	2.5	0.2	4.6	47	2.5	21	554	2354	0.11	0.16	44
淡色野菜類	21	1.0	0.1	4.0	27	0.4	6	217	25	0.04	0.03	15
藻類	—	8.0	2.0	54.3	760	2.4	2700	5300	500	0.80	0.35	15
魚介類	144	20.3	5.8	1.0	45	1.5	375	280	36	0.09	0.20	1
肉類	191	18.8	11.4	0.9	6	1.4	184	240	30	0.56	0.20	3
卵類	162	12.3	11.2	0.9	55	1.8	130	120	640	0.08	0.48	0
乳類	59	2.9	3.2	4.5	100	0.1	50	150	110	0.03	0.15	0

引用）大里進子他編、演習栄養指導、P.31、医歯薬出版、1996

LET'S TRY！

実習テーマ：「荷重平均食品群別栄養成分表」を作成する。
ねらい：P.20のあなたの1日の食事で、「荷重平均食品群別栄養成分表」を作成する。
実習の手順：TRY 1 〈SAMPLE〉に習ってP.20の「食品記入法」からあなたの1日の使用食品を食品群別に分けよう。
　　　　　　TRY 2 〈SAMPLE〉に習って、あなたの荷重平均食品群別栄養成分表の作成の方法を食品群の一部で実習してみよう。
　　　　　　TRY 3 〈SAMPLE〉に習って「荷重平均食品群別栄養成分表」を作成しよう。

TRY 1

〈SAMPLE〉（P.53の分類例―1より作成）に習ってP.20の「食品記入法」からあなたの1日の使用食品を食品群別に分けよう。

TRY 1 〈SAMPLE〉

食品群	食品名
米	うるち米、餅米、餅
パン類	パン
めん類	うどん、冷麦、そうめん、そば、スパゲティー、マカロニ等
その他穀類	小麦粉、パン粉、ビーフン等
いも類	じゃがいも、さつまいも、里いも、長いも、でんぷん、こんにゃく等
砂糖類	砂糖、ジャム、はちみつ等
菓子類	米菓、クッキー等
油脂類	植物油、バター、マーガリン、マヨネーズ、ドレッシング等
大豆製品	大豆、豆腐、納豆、生揚げ、油揚げ、ゆば等
豆類	うずら豆、いんげん豆、小豆等
みそ類	みそ
果実類	果物
緑黄色野菜	緑黄色野菜
その他の野菜	その他の野菜、きのこ類
藻類	海藻
魚介類	魚、貝、えび、かに、いか、ねり製品等
肉類	豚肉、鶏肉、牛肉、ハム、ソーセージ等
卵類	鶏卵、うずら卵等
乳類	牛乳、ヨーグルト、スキムミルク、チーズ等
その他調味料	しょうゆ、ソース、ケチャップ、酢、塩、みりん、酒等

TRY 1 〈EXERCISE〉

食品群	食品名
米	
パン類	
めん類	
その他穀類	
いも類	
砂糖類	
菓子類	
油脂類	
大豆製品	
豆類	
みそ類	
果実類	
緑黄色野菜	
その他の野菜	
藻類	
魚介類	
肉類	
卵類	
乳類	
その他調味料	

TRY 2

〈SAMPLE〉に習ってあなたの荷重平均食品群別栄養成分表の作成の方法を食品群の一部で実習してみよう。

TRY 2 〈SAMPLE〉

荷重平均食品群別栄養成分表の作成の手順を実習する。ここでは、食品群のうち「米類」と「緑黄色野菜類」で、栄養素は、たんぱく質・脂質・炭水化物について実習することにする（また、その他の食品群、栄養素については同様の方法で行い、TRY 3 でまとめる）。

【換算具体例】

下記の荷重平均食品群別栄養成分表作成例の米群の換算の場合は

$$223(g) \div 100 = 2.23 \quad となるので、$$

100g 当たりのエネルギー算出例　815(kcal) ÷ 2.23 ≒ 365(kcal)
　〃　たんぱく質算出例　13.1(g) ÷ 2.23 ≒ 5.9(g)
　〃　脂質算出例　1.8(g) ÷ 2.23 ≒ 0.8(g)
　〃　炭水化物算出例　178.3(g) ÷ 2.23 ≒ 80.0(g)

食品群	食品名	摂取量	群別換算	エネルギー	たんぱく質	脂質	炭水化物	……
米	粥	350	70	249	3.9	0.4	55.0	
	飯	190	83	319	4.8	0.6	70.5	
	餅	105	70	247	4.4	0.8	52.8	
計			223	815	13.1	1.8	178.3	
100g 当たり			100	365	5.9	0.8	80.0	
緑黄色野菜	小松菜	40	40	6	0.6	0.1	1.0	
	にんじん	25	25	9	0.2	0	2.3	
	かぼちゃ	35	35	32	0.7	0.1	7.2	
	ほうれん草	20	20	4	0.4	0.1	0.6	
計			120	51	1.9	0.3	11.1	
100g 当たり			100	43	1.6	0.3	9.3	

TRY 2 〈EXERCISE〉

荷重平均食品群別栄養成分表の作成の手順を実習する。

P.20の「食品記入法」より、栄養価計算した数値から、食品群のうち「米類」と「緑黄色野菜類」で、栄養素は、たんぱく質・脂質・炭水化物について実習することにする。

【作成手順】

①栄養価計算した数値より食品群ごとに食品名・摂取量・群別換算・エネルギー・たんぱく質・脂質そのほかの栄養素の摂取量を転記する。

②食品群別に群別換算・エネルギー・たんぱく質などそれぞれの栄養素等の摂取量を合計する。

③食品群別に群別換算数量を100で割った数値で各栄養素等の摂取量の合計を割った値が荷重平均食品群別栄養成分となる。

④その他の食品群、栄養素については同様の方法で算出し、TRY 3 でまとめる。

食品群	食品名	摂取量	群別換算	エネルギー	たんぱく質	脂質	炭水化物	……
米								
計 100g 当たり								
緑黄色 野菜								
計 100g 当たり								

巻末資料2 記録用紙

TRY 3 〈SAMPLE〉に習って「荷重平均食品群別栄養成分表」を作成しよう。

TRY 3 〈SAMPLE〉

食品群分類例—1の分類で算出した各食品群の荷重平均栄養成分値を転記し、「荷重平均食品群別栄養成分表」を作成する。

各食品を1か月間以上平均的な使用をした場合に得られる成分値で完成したものが下記の表である。

【 分類例—1の荷重平均食品群別栄養成分表 】

栄養素 食品群	エネルギー (kcal)	一般成分				無機質				ビタミン				食物繊維	
		たんぱく質 (g)	脂質 (g)	飽和脂肪酸 (g)	炭水化物 (g)	Na (mg)	K (mg)	Ca (mg)	Fe (mg)	A レチノール当量 (μg)	VB$_1$ (mg)	VB$_2$ (mg)	VC (mg)	総量 (g)	食塩相当量 (g)
米	356	6.1	0.9	0.29	77.1	1	88	5	0.8	0	0.08	0.02	0	0.5	0.0
パン類	267	9.3	4.7	0.93	46.7	500	100	27	0.7	0	0.07	0.07	0	2.0	1.3
めん類	348	8.5	1.1	0.25	71.9	1700	130	17	0.6	0	0.08	0.02	0	2.4	4.3
その他穀類	352	14.1	3.6	0.81	63.0	173	144	25	1.9	1	0.16	0.05	0	2.9	0.5
いも類	76	1.2	0.1	0.01	18.1	3	366	17	0.5	0	0.06	0.02	17	1.7	0.0
砂糖類	384	0.0	0.0	0.0	99.2	1	2	1	0.0	0	0.00	0.00	0	0.0	0.0
菓子類	422	6.0	11.7	2.82	68.6	296	109	24	0.6	78	0.04	0.05	0	—	—
豆類	336	20.1	2.2	—	54.3	1	1724	103	5.7	0	0.48	0.18	0	—	—
大豆製品	115	8.8	7.7	1.36	2.5	16	169	145	1.5	0	0.07	0.06	0	1.1	0.0
みそ類	186	13.1	5.5	0.88	21.1	5100	440	130	4.3	0	0.03	0.10	0	4.1	13.0
種実類	474	14.3	39.6	5.26	22.5	2	484	659	6.1	15	0.38	0.17	6	8.4	0.0
緑黄色野菜	28	1.4	0.2	0.01	6.0	15	372	50	1.0	739	0.07	0.10	26	2.4	0.0
その他野菜	27	1.2	0.1	0.01	6.1	116	221	30	0.4	11	0.04	0.03	16	2.0	0.3
果実類	67	0.7	0.1	0.01	17.3	2	192	12	0.2	22	0.05	0.03	25	1.5	0.0
きのこ類	36	4.6	0.8	0.07	12.0	4	489	6	1.0	0	0.15	0.38	5	8.0	0.0
藻類	81	6.9	1.2	0.06	30.7	2243	2194	347	6.4	291	0.12	0.31	14	21.4	5.6
魚介類	148	18.8	6.8	1.28	1.3	328	302	32	0.7	42	0.09	0.17	1	0.0	0.8
肉類	220	20.2	14.3	4.61	0.1	71	282	7	0.7	19	0.50	0.15	2	0.0	0.2
卵類	152	12.3	10.4	2.68	0.3	140	131	51	1.8	156	0.06	0.44	0	0.0	0.4
乳類	67	3.3	3.8	2.33	4.8	41	150	110	0.0	39	0.04	0.15	1	0.0	0.1
油脂類	915	0.0	99.4	10.61	0.0	17	1	0	0.0	61	0.00	0.00	0	0.0	0.0
調味料	81	4.3	0	0	14.4	4141	314	36	1.7	47	0.03	0.12	0	—	—

(著者作成)

TRY 3 〈EXERCISE〉

荷重平均食品群別栄養成分表作成の一連の手順を実習するため、ここではあなたの1日の「荷重平均食品群別栄養成分表」を作成することにする。（今回は、たった1日と実施期間が短いため使用していない食品群や、使用した食品の種類が少なく使用量や使用食品に偏りがあると思われる場合には、〈SAMPLE〉の数値を記入することで、あなたの荷重平均食品群別栄養成分とする）

【 あなたの1日の荷重平均食品群別栄養成分表 】

栄養素 食品群	エネルギー (kcal)	一般成分				無機質				ビタミン				食物繊維	
		たんぱく質 (g)	脂質 (g)	飽和脂肪酸 (g)	炭水化物 (g)	Na (mg)	K (mg)	Ca (mg)	Fe (mg)	A レチノール当量 (μg)	VB₁ (mg)	VB₂ (mg)	VC (mg)	総量 (g)	食塩相当量 (g)
米															
パン類															
めん類															
その他穀類															
いも類															
砂糖類															
菓子類															
豆類															
大豆製品															
みそ類															
種実類															
緑黄色野菜															
その他野菜															
果実類															
きのこ類															
藻類															
魚介類															
肉類															
卵類															
乳類															
油脂類															
調味料															

巻末資料2 記録用紙

2 食品構成表の作成

作成された荷重平均食品群別栄養成分表の数値を使って、対象者の栄養素等のすべての食事摂取基準を満たすことができるように、どの食品群からどのくらいの量を摂取すればよいかの計画を立て、食品群別に使用量を配分する。配分にあたっては、食事摂取基準を充足することはもちろんであるが、対象者が実施しやすいように心がけなければならない。対象者が実施しやすい配分とするには、対象者の食習慣にあったものとすることが大切である。

食品構成の作成にあたっては、食事摂取基準の充足はもちろん、適正なエネルギー比率、適正な脂肪酸組成など配慮しなければならない点が多々ある。その配慮する項目を、すべてクリアするようにさまざまな手順が考えられている。炭水化物を中心に算出するように工夫された手順、脂質構成中心に算出するように工夫された手順などさまざまある。

しかし、次のような手順で算出することが、エネルギー比率、脂肪酸組成すべての条件をクリアし、比較的容易に算出できる手順といってよい。

【食品構成作成の手順】
①エネルギー比率を決定する（P.45参照）

エネルギー比率は、食事摂取基準算定の時点で設定した比率とする。

②穀類量を算出する

穀類量の算出は、炭水化物エネルギー比率のうち、何％を主食でとり、何％は副食にするのかを設定し、それぞれのエネルギーから主食の種類や副食の種類と量を組み立てることで決定する。その他、副食から摂取する炭水化物についても同様に行う。

③動物性食品の摂取目標量を脂質の食事摂取基準から算出する

次に動物性食品の構成量を算出する。動物性食品の構成量の算出にあたっては、脂質の食事摂取基準から、脂肪酸組成を考慮して算出するとよい。脂質の質に考慮して食品群の使用量を決定する。食事摂取基準で示されている脂質の質に対する適正な脂肪酸の食事摂取基準は、飽和脂肪酸はエネルギー比率で18歳以上7％以下、n－6系脂肪酸およびn－3系脂肪酸は各年齢・性別で目安量として示され、生活習慣病予防の観点から脂肪酸の質に対する配慮の大切さが示されている。本来なら、脂肪酸の食品群別荷重平均成分表を作成して食品構成に活用しなくてはならないが、とても繁多であり、食品群の使用量を決定するにはむずかしい。しかし、日本人の平均的な脂質の摂取比率である植物性脂質50％、魚油を除く動物性脂質40％、魚油10％という割合で摂取した場合にはほぼこの基準範囲での脂質摂取となる。そこでこの比率で算出することとしたい。植物性脂質、魚油を除く動物性脂質、魚油それぞれに含まれる脂肪酸の種類も含有量もさまざまであり、植物性脂質だからすべてn－6系脂肪酸、魚油だからすべてn－3系脂肪酸、魚油を除く動物性脂質だからすべて飽和脂肪酸というわけではない。あくまで目安としての算出と考え、算出後に脂肪酸の質を確認しておくことが必要である。

④植物性食品の摂取目標量を算出する

植物性食品の構成量の算出にあたってはたんぱく質の食事摂取基準から算出した動物性食品から摂取できるたんぱく質の量を差し引いたうえ、あらかじめ決定している穀類とその他炭水化物摂取食品より摂取されるたんぱく質を差し引き、さらに野菜で摂取されるたんぱく質を差し引いて残りを豆類および味噌での摂取と考えるとよい。

⑤油脂類の摂取目標量を算出する

油脂類の算出にあたっては、この時点でほとんどの食品群の構成量が算出済みなので、各食品群で摂取できる脂質を算出し、脂質の食事摂取基準との差をあてるのがよい。

LET'S TRY !

実習テーマ：「食品構成表」を作成する。
ね ら い：作成の手順に従い（TRY 1 〜 TRY 6）各数値の算出を実習し、「食品構成表」を作成する。また、食品構成と食品群別摂取量との比較による食品群別摂取量の問題点を理解し、充足率を把握する。
実習の手順：TRY 1 〈SAMPLE〉に習って、エネルギー比率の設定をしよう（P.45参照）。
　　　　　　TRY 2 〈SAMPLE〉に習って、穀物量の算出をしよう。
　　　　　　TRY 3 〈SAMPLE〉に習って、動物性食品の構成量を脂質の食事摂取基準から算出しよう。
　　　　　　TRY 4 〈SAMPLE〉に習って、動物性食品から摂取できるたんぱく質の量を算出しよう。
　　　　　　TRY 5 〈SAMPLE〉に習って、植物性食品の摂取目標量を算出しよう。
　　　　　　TRY 6 〈SAMPLE〉に習って、油脂類の摂取目標量を算出しよう。
　　　　　　TRY 7 〈SAMPLE〉に習って、「食品構成表」を作成しよう。
　　　　　　TRY 8 食品構成と食品群別摂取量との比較により、充足率を把握しよう。

TRY 1 〈SAMPLE〉に習って、あなたのエネルギー比率を設定しよう。

TRY 1 〈SAMPLE〉

【年　　齢】 19歳
【性　　別】 女
【身　　長】 158 cm
【体　　重】 49 kg

【炭水化物エネルギー比率】 58 ％

【たんぱく質エネルギー比率】 17 ％

【脂質エネルギー比率】 25 ％

計　100％　に設定する。

TRY 1 〈EXERCISE〉

【年　　齢】
【性　　別】
【身　　長】
【体　　重】

【炭水化物エネルギー比率】 　 ％

【たんぱく質エネルギー比率】 　 ％

【脂質エネルギー比率】 　 ％

計　100％　に設定する。

TRY 2 〈SAMPLE〉に習って、穀物量の算出をしよう。

TRY 2 〈SAMPLE〉

1．穀物エネルギー比率の決定

　副食にいも類やその他穀類を比較的少なめに使用する人は、主食のエネルギーを50％程度とし、8％は副食の炭水化物にあてる。また、副食でいも類やその他穀類を多めに使用する習慣の人は主食のエネルギー比率を48％、副食のエネルギー比率を10％に設定する。

　　① 主食でとるエネルギー比率は　　　　　　　　　　　　　　　　　　　50 ％

　　② 副食でとる炭水化物を多く含む食品でのエネルギー比率は　　　　　　8 ％

　　③ 主食と副食の合計の炭水化物エネルギー比率は　　　　　　　　　　　58 ％

2．各炭水化物を多く含む食品のエネルギー

　　① 主食でとるエネルギーは

推定エネルギー必要量　　　　　　　　　　　　　　　　　主食でとるエネルギー

　1950 (kcal)　×　0.5　＝　975 (kcal)

　　② 副食でとる炭水化物を多く含む食品でのエネルギーは

推定エネルギー必要量　　　　　　　　　　　副食でとる炭水化物を多く含む食品でのエネルギー

　1950 (kcal)　×　0.08　＝　156 (kcal)

※　〈SAMPLE〉の場合で、主食のエネルギー比率を48％としたら、
・推定エネルギー必要量　1950(kcal)×0.48≒936(kcal) を主食でとる。
・推定エネルギー必要量　1950(kcal)×0.1≒195(kcal) を副食のいもやその他穀類・砂糖でとるということになる。

TRY 2 〈EXERCISE〉

1. 穀物エネルギー比率の決定

　副食にいも類やその他穀類を比較的少なめに使用する人は、主食のエネルギーを50％程度とし、8％は副食の炭水化物にあてる。また、副食でいも類やその他穀類を多めに使用する習慣の人は主食のエネルギー比率を48％、副食のエネルギー比率を10％に設定する。

　① 主食でとるエネルギー比率は 　　　　　 ％

　② 副食でとる炭水化物を多く含む食品でのエネルギー比率は 　　　　　 ％

　③ 主食と副食の合計の炭水化物エネルギー比率は 　　　　　 ％

2. 各炭水化物を多く含む食品のエネルギー

　① 主食でとるエネルギーは

推定エネルギー必要量

　　　　　(kcal) 　×　 　　　　　 　=　 　　　　　(kcal)　〔主食でとるエネルギー〕

　② 副食でとる炭水化物を多く含む食品でのエネルギーは

推定エネルギー必要量

　　　　　(kcal) 　×　 　　　　　 　=　 　　　　　(kcal)　〔副食でとる炭水化物を多く含む食品でのエネルギー〕

TRY 2 〈SAMPLE〉のつづき　　　　　　　※　算出した数値は、摂取目標量のため近似値とする。

3．主食の量の算出（3日間の主食のとり方で主食の摂取比率を把握する）

① 3日間9食として、9食中の主食は……

　　ごはん　 6 　食　　　　パン　 2 　食　　　　めん　 1 　食

② 1回に通常とりうるめんの量は90g程度として、

◆めんの摂取目標量は

めんの量（1回90g）　　　　　　　　　　　　　　　　　　　　めんの摂取目標量
 90 (g) × 1 (回) ÷ 3 (日間) = 30 (g)

◆めんのエネルギーは

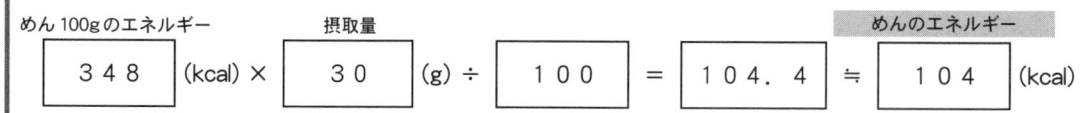

めん100gのエネルギー　　摂取量　　　　　　　　　　　　　めんのエネルギー
 348 (kcal) × 30 (g) ÷ 100 = 104.4 ≒ 104 (kcal)

③ 1回に通常とりうるパンの量は厚切り食パン2枚120g程度となり

◆パンの摂取目標量は

パンの量（1回120g）　　　　　　　　　　　　　　　　　　　パンの摂取目標量
 120 (g) × 2 (回) ÷ 3 (日間) = 80 (g)

　　　　　　　　　（穀類で構成を組む場合は群別換算を適応して　80(g) ÷ 1.4 = 57(g) ≒ 60g　とする。）

◆パンのエネルギーは

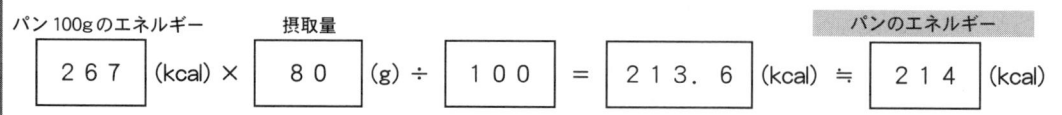

パン100gのエネルギー　　摂取量　　　　　　　　　　　　　パンのエネルギー
 267 (kcal) × 80 (g) ÷ 100 = 213.6 (kcal) ≒ 214 (kcal)

④ 米の摂取目標量は、主食でとるエネルギーの975kcalのうち、めんとパンでとれるエネルギーを差し引き、残りを米でとる。

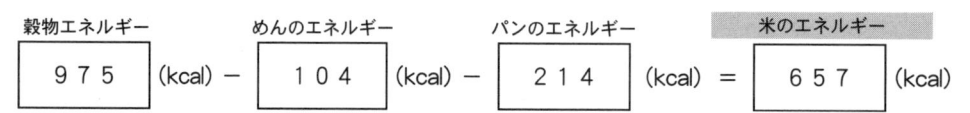

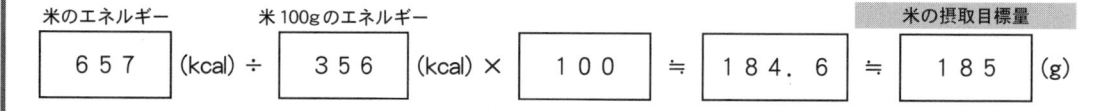

穀物エネルギー　　めんのエネルギー　　パンのエネルギー　　米のエネルギー
 975 (kcal) − 104 (kcal) − 214 (kcal) = 657 (kcal)

米のエネルギー　　米100gのエネルギー　　　　　　　　　　　米の摂取目標量
 657 (kcal) ÷ 356 (kcal) × 100 ≒ 184.6 ≒ 185 (g)

STEP 4 食事計画

TRY 2 〈EXERCISE〉のつづき   ※ 算出した数値は、摂取目標量のため近似値とする。

3．主食の量の算出（3日間の主食のとり方で主食の摂取比率を把握する）

① 3日間9食として、9食中の主食は……

　　ごはん □ 食　　　パン □ 食　　　めん □ 食

② 1回に通常とりうるめんの量は90g程度として、
　◆めんの摂取目標量は

　　□ (g) × □ (回) ÷ □ (日間) = □ (g)　〔めんの摂取目標量〕

　◆めんのエネルギーは

　　□ (kcal) × □ (g) ÷ □ = □ ≒ □ (kcal)　〔めんのエネルギー〕

③ 1回に通常とりうるパンの量は厚切り食パン2枚120g程度となり
　◆パンの摂取目標量は

　　□ (g) × □ (回) ÷ □ (日間) = □ (g)　〔パンの摂取目標量〕

　（穀類で構成を組む場合は群別換算を適応して　80(g) ÷ 1.4 = 57(g) ≒ 60g　とする。）

　◆パンのエネルギーは

　　□ (kcal) × □ (g) ÷ □ = □ (kcal) ≒ □ (kcal)　〔パンのエネルギー〕

④ 米の摂取目標量は、主食でとるエネルギーのうち、めんとパンでとれるエネルギーを差し引き、残りを米でとる。

　　□ (kcal) − □ (kcal) − □ (kcal) = □ (kcal)　〔米のエネルギー〕

　　□ (kcal) ÷ □ (kcal) × □ = □ ≒ □ (g)　〔米の摂取目標量〕

TRY 2 〈SAMPLE〉のつづき

4．副食のうち炭水化物を多く含む食品（砂糖、いも類、その他穀類、果物がおもな摂取食品となる）のエネルギー

① 砂糖の使用量とその量のエネルギーを算出する。

◆砂糖の使用量を 10g とすると

砂糖では

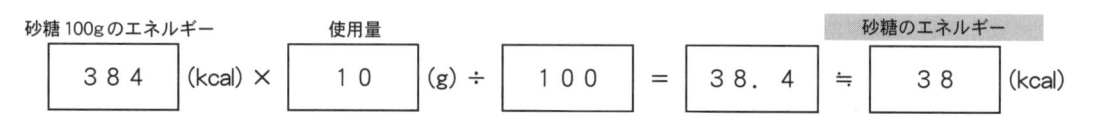

砂糖100gのエネルギー　　使用量　　　　　　　　　　　　　砂糖のエネルギー
| 384 |(kcal)× | 10 |(g)÷ | 100 | = | 38.4 | ≒ | 38 |(kcal)

② 調理に使用する穀類の量を決定し、そのエネルギーを算出する。

◆その他穀類を 1 回の平均使用量を 10g 程度とし、2 日に 1 回使用するとして

1 日の使用量は 5g 程度

その他穀類では

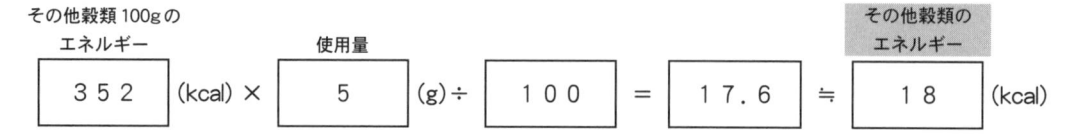

その他穀類100gの
エネルギー　　　　　使用量　　　　　　　　　　　　　　　　その他穀類のエネルギー
| 352 |(kcal)× | 5 |(g)÷ | 100 | = | 17.6 | ≒ | 18 |(kcal)

③ 果物の量を決定し、そのエネルギーを算出する。

◆果物の摂取量を摂取目標量より 90g とすると

果物では

果物100gのエネルギー　　使用量　　　　　　　　　　　　　果物のエネルギー
| 67 |(kcal)× | 90 |(g)÷ | 100 | = | 60.3 | ≒ | 60 |(kcal)

④ いも類の摂取目標量は副食でとる目標の 156kcal から砂糖・その他穀類・果物でとれるエネルギーを差し引いた残りとなる。

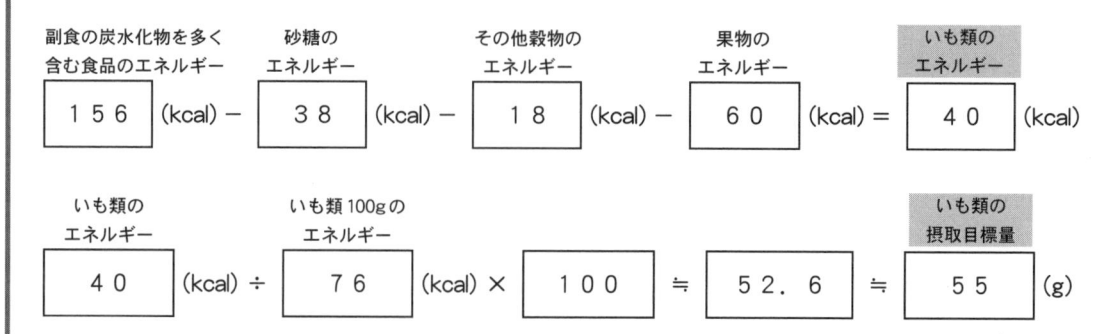

副食の炭水化物を多く　　砂糖の　　　　その他穀物の　　果物の　　　　　　　　　　いも類の
含む食品のエネルギー　　エネルギー　　エネルギー　　　エネルギー　　　　　　　　エネルギー
| 156 |(kcal)− | 38 |(kcal)− | 18 |(kcal)− | 60 |(kcal) = | 40 |(kcal)

いも類の　　　　　いも類100gの　　　　　　　　　　　　　　　　　　　　いも類の
エネルギー　　　　エネルギー　　　　　　　　　　　　　　　　　　　　　　摂取目標量
| 40 |(kcal)÷ | 76 |(kcal)× | 100 | ≒ | 52.6 | ≒ | 55 |(g)

STEP 4 食事計画 71

TRY 2 〈EXERCISE〉のつづき

4．副食のうち炭水化物を多く含む食品（砂糖、いも類、その他穀類、果物がおもな摂取食品となる）のエネルギー

① 砂糖の使用量とその量のエネルギーを算出する。

◆砂糖の使用量を ☐ gとすると
砂糖では

☐ (kcal) × ☐ (g) ÷ ☐ = ☐ ≒ ☐ (kcal)　砂糖のエネルギー

② 調理に使用する穀類の量を決定し、そのエネルギーを算出する。

◆その他穀類使用回数を想定し使用量を設定する

その他穀類 ☐ gでは

☐ (kcal) × ☐ (g) ÷ ☐ = ☐ ≒ ☐ (kcal)　その他穀類のエネルギー

③ 果物の量を決定し、そのエネルギーを算出する。

◆果物の摂取量を ☐ gとすると
果物では

☐ (kcal) × ☐ (g) ÷ ☐ = ☐ ≒ ☐ (kcal)　果物のエネルギー

④ いも類の摂取目標量は副食でとる目標から砂糖・その他穀類・果物でとれるエネルギーを差し引いた残りとなる。

☐ (kcal) − ☐ (kcal) − ☐ (kcal) − ☐ (kcal) = ☐ (kcal)　いも類のエネルギー

☐ (kcal) ÷ ☐ (kcal) × ☐ = ☐ ≒ ☐ (g)　いも類の摂取目標量

TRY 3 〈SAMPLE〉に習って、動物性食品の摂取目標量を脂質の食事摂取基準から算出しよう。

TRY 3 〈SAMPLE〉

1. 日本人の摂取状況から、摂取比率でそれぞれの食品からとるべき脂質を算出する。

　脂質の食事摂取基準の55gのうち日本人の摂取現状の魚介類を除いた動物性脂質：植物性脂質：魚介類の脂質＝4：5：1の比で算出すると、

① 魚介類を除いた動物性脂質は　　55 (g) × 0.4 ＝ 22 (g)

② 魚介類からの脂質は　　55 (g) × 0.1 ＝ 5.5 (g)

2. 魚介類の摂取目標量を算出する。

魚介類から摂取する脂質は5.5g

　　　魚介類の脂質　　　魚介類100gの脂質　　　　　　　　　　　　　魚介類の摂取目標量
　　　5.5 (g) ÷ 6.8 (g) × 100 ≒ 80.9 ≒ 80 (g)

3. 肉類の摂取目標量を算出する。（魚介類を除いた動物性脂質は卵類、乳・乳製品、肉類からの摂取となる）

① 卵での脂質は　　10.4 (g) × 50 (g) ÷ 100 ＝ 5.2 (g)

② 牛乳での脂質は　　3.8 (g) × 200 (g) ÷ 100 ＝ 7.6 (g)

③ 肉類から摂取する脂質は

　　　魚介類を除く動物性脂質　　卵の脂質　　牛乳の脂質　　肉類の脂質
　　　22 (g) － 5.2 (g) － 7.6 (g) ＝ 9.2 (g)

④ 肉類の摂取目標量は

　　　肉類の脂質　　肉類100gの脂質　　　　　　　　　　　　　肉類の摂取目標量
　　　9.2 (g) ÷ 14.3 (g) × 100 ≒ 64.3 ≒ 65 (g)

TRY 3 〈EXERCISE〉

1. 日本人の摂取状況から、摂取比率でそれぞれの食品からとるべき脂質を算出する。
   脂質の食事摂取基準のうち日本人の摂取現状の魚介類を除いた動物性脂質：植物性脂質：魚介類の脂質＝４：５：１の比で算出すると、

   ① 魚介類を除いた動物性脂質は　[　　　] (g) × 0.4 ＝ [　　　] (g)

   ② 魚介類からの脂質は　[　　　] (g) × 0.1 ＝ [　　　] (g)

2. 魚介類の摂取目標量を算出する。
   魚介類から摂取する脂質を [　　　] g とすると

   [　　　] (g) ÷ [　　　] (g) × 100 ＝ [　　　] ≒ [　　　] (g)　魚介類の摂取目標量

3. 肉類の摂取目標量を算出する。（魚介類を除いた動物性脂質は卵類、乳・乳製品、肉類からの摂取となる）

   ① 卵での脂質は　[　　　] (g) × [　　　] (g) ÷ 100 ＝ [　　　] (g)

   ② 牛乳での脂質は　[　　　] (g) × [　　　] (g) ÷ 100 ＝ [　　　] (g)

   ③ 肉類から摂取する脂質は

   [　　　] (g) － [　　　] (g) － [　　　] (g) ＝ [　　　] (g)　肉類の脂質

   ④ 肉類の摂取目標量は

   [　　　] (g) ÷ [　　　] (g) × 100 ＝ [　　　] ≒ [　　　] (g)　肉類の摂取目標量

TRY 4

〈SAMPLE〉に習って算出した、動物性食品から摂取できるたんぱく質の摂取量を算出しよう。

TRY 4 〈SAMPLE〉

◆ 動物性食品のたんぱく質量は

　動物性たんぱく質の摂取食品は食品群別のうち卵類、乳類、魚介類、肉類の4食品群である。1日に卵1個（50g）、牛乳1本（200g）、魚介類80g、肉類65gのたんぱく質量を算出する。

1．卵でのたんぱく質は　　卵類100gのたんぱく質 [12.3] (g) × 卵類の摂取目標量 [50] (g) ÷ 100 ≒ 卵類のたんぱく質 [6.2] (g)

2．牛乳でのたんぱく質は　　牛乳100gのたんぱく質 [3.3] (g) × 牛乳の摂取目標量 [200] (g) ÷ 100 = 牛乳のたんぱく質 [6.6] (g)

3．魚介類のたんぱく質は　　魚介類100gのたんぱく質 [18.8] (g) × 魚介類の摂取目標量 [80] (g) ÷ 100 ≒ 魚介類のたんぱく質 [15.0] (g)

4．肉類のたんぱく質は　　肉類100gのたんぱく質 [20.2] (g) × 肉類の摂取目標量 [65] (g) ÷ 100 ≒ 肉類のたんぱく質 [13.1] (g)

5．動物性食品から摂取できるたんぱく質の量は

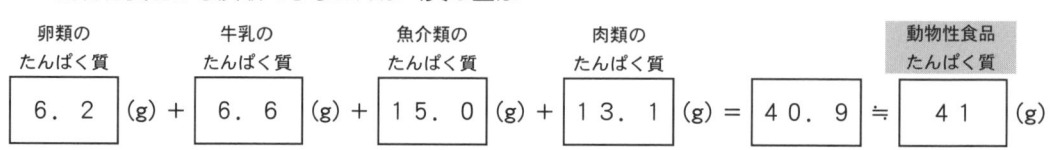

卵類のたんぱく質 [6.2] (g) + 牛乳のたんぱく質 [6.6] (g) + 魚介類のたんぱく質 [15.0] (g) + 肉類のたんぱく質 [13.1] (g) = [40.9] ≒ 動物性食品たんぱく質 [41] (g)

TRY 4 〈EXERCISE〉

◆ 動物性食品のたんぱく質量は

　動物性たんぱく質の摂取食品は食品群別のうち卵類、乳類、魚介類、肉類の4食品群である。1日に卵1個（50g）、牛乳1本（200g）、脂質の食事接種基準より算出した魚介、肉類の摂取目標量のたんぱく質量を算出する。

1. 卵でのたんぱく質は　☐ (g) × ☐ (g) ÷ 100 = ☐ (g)　卵類のたんぱく質

2. 牛乳でのたんぱく質は　☐ (g) × ☐ (g) ÷ 100 = ☐ (g)　牛乳のたんぱく質

3. 魚介類のたんぱく質は　☐ (g) × ☐ (g) ÷ 100 = ☐ (g)　魚介類のたんぱく質

4. 肉類のたんぱく質は　☐ (g) × ☐ (g) ÷ 100 = ☐ (g)　肉類のたんぱく質

5. 動物性食品から摂取できるたんぱく質の量は

　卵類のたんぱく質 ☐ (g) + 牛乳のたんぱく質 ☐ (g) + 魚介類のたんぱく質 ☐ (g) + 肉類のたんぱく質 ☐ (g) = ☐ ≒ ☐ (g)　動物性食品たんぱく質

TRY 5 〈SAMPLE〉に習って植物性食品の摂取目標量を算出しよう。

TRY 5 〈SAMPLE〉

1. 植物性食品から摂取するたんぱく質の食事摂取基準はたんぱく質の食事摂取基準から動物性食品から摂取できるたんぱく質の量を差し引いた量である。

たんぱく質の 食事摂取基準		動物性食品の たんぱく質		植物性食品の たんぱく質
80 (g)	−	41 (g)	=	39 (g)

2. 植物性食品から摂取するたんぱく質の食事摂取基準からすでに摂取目標量設定の食品からの摂取量を差し引いた残りをみそと大豆製品でとればよいことになる。各食品群から摂取できるたんぱく質は

①	米から	6.1 (g)	×	185 (g)	÷ 100	≒	11.3 (g)
②	パンから	9.3 (g)	×	80 (g)	÷ 100	≒	7.4 (g)
③	めんから	8.5 (g)	×	30 (g)	÷ 100	≒	2.6 (g)
④	いも類から	1.2 (g)	×	55 (g)	÷ 100	≒	0.7 (g)
⑤	その他穀類から	14.1 (g)	×	5 (g)	÷ 100	≒	0.7 (g)
⑥	果物から	0.7 (g)	×	90 (g)	÷ 100	=	0.6 (g)
⑦	緑黄色野菜から	1.4 (g)	×	120 (g)	÷ 100	≒	1.7 (g)
⑧	その他の野菜から	1.2 (g)	×	230 (g)	÷ 100	≒	2.8 (g)

計　　27.8 (g)

≒　28.0 (g)

TRY 5 〈EXERCISE〉

1. 植物性食品から摂取するたんぱく質の食事摂取基準はたんぱく質の食事摂取基準から動物性食品から摂取できるたんぱく質の量を差し引いた量である。

    たんぱく質の　　　動物性食品の　　　植物性食品の
    食事摂取基準　　　たんぱく質　　　　たんぱく質

    [　　] (g) － [　　] (g) ＝ [　　] (g)

2. 植物性食品から摂取するたんぱく質の食事摂取基準からすでに摂取目標量設定の食品からの摂取量を差し引いた残りをみそと大豆製品でとればよいことになる。各食品群から摂取できるたんぱく質は

    ① 米から　　　　　　[　　] (g) × [　　] (g) ÷ 100 ＝ [　　] (g)

    ② パンから　　　　　[　　] (g) × [　　] (g) ÷ 100 ＝ [　　] (g)

    ③ めんから　　　　　[　　] (g) × [　　] (g) ÷ 100 ＝ [　　] (g)

    ④ いも類から　　　　[　　] (g) × [　　] (g) ÷ 100 ＝ [　　] (g)

    ⑤ その他穀類から　　[　　] (g) × [　　] (g) ÷ 100 ＝ [　　] (g)

    ⑥ 果物から　　　　　[　　] (g) × [　　] (g) ÷ 100 ＝ [　　] (g)

    ⑦ 緑黄色野菜から　　[　　] (g) × [　　] (g) ÷ 100 ＝ [　　] (g)

    ⑧ その他の野菜から　[　　] (g) × [　　] (g) ÷ 100 ＝ [　　] (g)

    　　　　計　　　　　　　　　　　　　　　　　　　　　　　[　　] (g)

    　　　　　　　　　　　　　　　　　　　　　　　　　　≒ [　　] (g)

TRY 5 〈SAMPLE〉のつづき

3．みそ・大豆製品でとるべきたんぱく質は

$$\boxed{39}\ (g)\ -\ \boxed{28.0}\ (g)\ =\ \boxed{11.0}\ (g)$$

① 0.7％のみそ汁1杯のみそは12g程度が必要である。2日3杯とし調味料を加えてみその使用量は25g程度となる

$$\boxed{13.1}\ (g)\ \times\ \boxed{25}\ (g)\ \div\ 100\ =\ \boxed{3.3}\ (g)$$

② 大豆製品でとるたんぱく質は

$$\boxed{11.0}\ (g)\ -\ \boxed{3.3}\ (g)\ =\ \boxed{7.7}\ (g)$$

③ 大豆製品の摂取目標量は

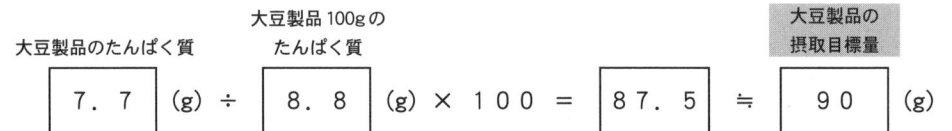

　　大豆製品のたんぱく質　　大豆製品100gのたんぱく質　　　　　　　　　大豆製品の摂取目標量

$$\boxed{7.7}\ (g)\ \div\ \boxed{8.8}\ (g)\ \times\ 100\ =\ \boxed{87.5}\ \fallingdotseq\ \boxed{90}\ (g)$$

TRY 5 〈EXERCISE〉のつづき

3．みそ・大豆製品でとるべきたんぱく質は

　　　　□ (g) － □ (g) ＝ □ (g)

① みそ汁の回数とその他料理に使用する量でみその使用量を設定する。みそでとれるたんぱく質は

　　　　□ (g) × □ (g) ÷ 100 ＝ □ (g)

② 大豆製品でとるたんぱく質は

　　　　□ (g) － □ (g) ＝ □ (g)

③ 大豆製品の摂取目標量は

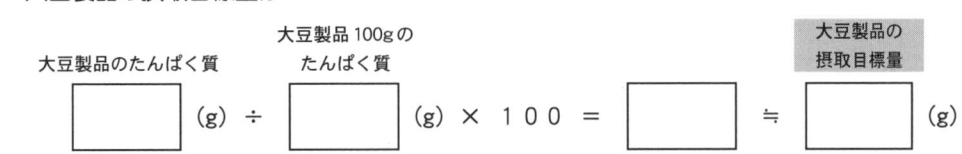

　　大豆製品のたんぱく質　　大豆製品100gのたんぱく質　　　　　　　　大豆製品の摂取目標量

　　　　□ (g) ÷ □ (g) × 100 ＝ □ ≒ □ (g)

TRY 6 〈SAMPLE〉に習って、油脂類の摂取目標量を算出しよう。

TRY 6 〈SAMPLE〉

1. 植物性脂質の食事摂取の目安を50％と考えて55gの50％で27.5gとなる。植物性脂質のうち他の食品群で摂取される脂質を差し引いた残りが油脂類の摂取目安量になる。

2. 各食品群からとれる脂質は

① 米から	0.9 (g)	×	185 (g)	÷ 100 ≒	1.7 (g)
② パンから	4.7 (g)	×	80 (g)	÷ 100 ≒	3.8 (g)
③ めんから	1.1 (g)	×	30 (g)	÷ 100 ≒	0.3 (g)
④ いも類から	0.1 (g)	×	55 (g)	÷ 100 ≒	0.1 (g)
⑤ その他穀類から	3.6 (g)	×	5 (g)	÷ 100 ≒	0.2 (g)
⑥ 果物から	0.1 (g)	×	90 (g)	÷ 100 =	0.1 (g)
⑦ 緑黄色野菜から	0.2 (g)	×	120 (g)	÷ 100 ≒	0.2 (g)
⑧ その他の野菜から	0.1 (g)	×	230 (g)	÷ 100 ≒	0.2 (g)
⑨ みそから	5.5 (g)	×	25 (g)	÷ 100 =	1.4 (g)
⑩ 大豆製品から	7.7 (g)	×	90 (g)	÷ 100 ≒	6.9 (g)
計					14.9 (g)

3. 植物性脂質の食事摂取の目安27.5gとの差から油脂類の摂取目標量は

　　27.5 (g) － 14.9 (g) = 12.6 ≒ 13 (g)　【油脂類の摂取目標量】

STEP 4 食事計画

TRY 6 〈EXERCISE〉

1. 植物性脂質の食事摂取の目安を50％と考えて、脂質の食事摂取基準の50％とする。植物性脂質のうち他の食品群で摂取される脂質を差し引いた残りが油脂類の摂取目安量になる。

　　　　　　　総脂質食事摂取基準　　　　　　　植物性脂質食事摂取目安
　　　　　　　[　　　] (g) × 0.5 = [　　　] (g)

2. 各食品群からとれる脂質は

　① 米から　　　　　　[　　] (g) × [　　] (g) ÷ 100 = [　　] (g)

　② パンから　　　　　[　　] (g) × [　　] (g) ÷ 100 = [　　] (g)

　③ めんから　　　　　[　　] (g) × [　　] (g) ÷ 100 = [　　] (g)

　④ いも類から　　　　[　　] (g) × [　　] (g) ÷ 100 = [　　] (g)

　⑤ その他穀類から　　[　　] (g) × [　　] (g) ÷ 100 = [　　] (g)

　⑥ 果物から　　　　　[　　] (g) × [　　] (g) ÷ 100 = [　　] (g)

　⑦ 緑黄色野菜から　　[　　] (g) × [　　] (g) ÷ 100 = [　　] (g)

　⑧ その他の野菜から　[　　] (g) × [　　] (g) ÷ 100 = [　　] (g)

　⑨ みそから　　　　　[　　] (g) × [　　] (g) ÷ 100 = [　　] (g)

　⑩ 大豆製品から　　　[　　] (g) × [　　] (g) ÷ 100 = [　　] (g)

　　　　　　計　　　　　　　　　　　　　　　　　　　　　　　[　　] (g)

3. 植物性脂質の食事摂取の目安との差から油脂類の摂取目標量は　　　　　　　　　　　　　　　　　　　　　　　　　　　　　　　　　　　油脂類の摂取目標量

　　[　　] (g) − [　　] (g) = [　　] ≒ [　　] (g)

TRY 7 〈SAMPLE〉に習って食品構成表を作成しよう。

TRY 7 〈SAMPLE〉

作成の手順等	各栄養素等	食品群	1人当たり可食部	エネルギー (kcal)	たんぱく質 (g)	脂質 (g)	飽和脂肪酸 (g)	炭水化物 (g)
①主食を決める	○主食でとるエネルギー比50% 1950×0.5＝975kcal ・めん3日で1食の場合（1回90g） 　90÷3＝30g　348×30÷100＝104.4 　≒104kcal ・パン3日で2食の場合（1回120g／食パン2枚分） 　120×2÷3＝80g（穀類でまとめた場合群別換算により80÷1.4＝57.1g） 　267×80÷100＝213.6≒214kcal ・米の摂取目標量 　（975－104－214）÷356×100＝184.6 　≒185g	米	185	659	11.3	1.7	0.54	142.6
		パン	80	214	7.4	3.8	0.74	37.4
		めん	30	104	2.6	0.3	0.08	21.6
		小計		977	21.3	5.8	1.36	201.6
②その他炭水化物を決める	○その他炭水化物を多く含む食品エネルギー比8%　1950×0.08＝156kcal ・砂糖10gの摂取では 　384×10÷100＝38.4≒38kcal ・その他穀類5gの摂取では 　352×5÷100＝17.6≒18kcal ・果実類90gの摂取では 　67×90÷100＝60.3≒60kcal ・いも類の摂取目標量 　（156－38－18－60）÷76×100≒52.6 　≒55g	砂糖	10	38	0	0	0	9.9
		他穀類	5	18	0.7	0.2	0.04	3.2
		果実	90	60	0.6	0.1	0.01	15.6
		いも類	55	42	0.7	0.1	0.01	10.0
		小計		158	2.0	0.4	0.06	38.7
③動物性食品を決める	○魚介類の脂質10%（55×0.1＝5.5g） ・5.5÷6.8×100＝80.9≒80g ○魚介類を除く動物性脂質40% 　（55×0.4＝22g） ・卵1個50gの脂質　5.2g ・乳類200gの脂質　7.6g ・肉類の摂取目標量 　（22－5.2－7.6）÷14.3×100≒64.3≒ 　65g	卵	50	76	6.2	5.2	1.34	0.2
		乳類	200	134	6.6	7.6	4.66	9.6
		肉類	65	143	13.1	9.3	3.00	0.1
		魚介類	80	118	15.0	5.4	1.02	1.0
		小計		471	40.9	27.5	10.02	10.9

STEP 4 食事計画 83

TRY 7 〈EXERCISE〉

作成の手順等 \ 各栄養素等	食品群	1人当たり可食部	エネルギー(kcal)	たんぱく質(g)	脂質(g)	飽和脂肪酸(g)	炭水化物(g)
①主食を決める							
	小計						
②その他炭水化物を決める							
③動物性食品を決める							
	小計						

巻末資料2 記録用紙

TRY 7 〈SAMPLE〉のつづき

作成の手順等	各栄養素等	食品群	1人当たり可食部	エネルギー(kcal)	たんぱく質(g)	脂質(g)	飽和脂肪酸(g)	炭水化物(g)
④植物性食品を決める	○植物性たんぱく質＝たんぱく質食事摂取基準－動物性食品からのたんぱく質量で (80g－41g＝39g) ・主食のたんぱく質　21.3g ・他の糖質のたんぱく質　2.0g ・緑黄色野菜 120g のたんぱく質　1.7g ・その他野菜 230g のたんぱく質　2.8g ・みそ 25g のたんぱく質　3.3g ・大豆製品の摂取目標量 (39.0－21.3－2.0－1.7－2.8－3.3)÷8.8×100 ≒89.8≒90g	緑黄野菜	120	34	1.7	0.2	0.01	7.2
		他の野菜	230	62	2.8	0.2	0.02	14.0
		みそ	25	47	3.3	1.4	0.22	5.3
		大豆製品	90	104	7.9	6.9	1.22	2.3
		小計		247	15.7	8.7	1.47	28.8
⑤油脂の量を決める	○植物性脂質の食事摂取基準から決定した植物性食品の脂質をすべて差し引いた残りを油脂の量とする ・主食の脂質　5.8g ・その他の糖質の脂質　0.4g ・植物性食品の脂質　8.8g ・油脂の摂取目標量 27.5－5.8－0.4－8.8＝12.5≒13g	油脂類	13	119	0	12.9	1.38	0
		小計		119	0	12.9	1.38	0
小計				1972	79.9	55.3	14.29	280.0
⑥調味料で調整する		調味料	30	24	1.3	0	0	4.3
合計				1996	81.2	55.3	14.29 (6.4%)	284.3

TRY 7 〈EXERCISE〉のつづき

作成の手順等 / 各栄養素等		食品群	1人当たり可食部	エネルギー(kcal)	たんぱく質(g)	脂質(g)	飽和脂肪酸(g)	炭水化物(g)
④植物性食品を決める								
		小計						
⑤油脂の量を決める								
		小計						
小計								
⑥調味料で調整する		調味料						
合計								

巻末資料2 記録用紙

TRY 8　食品構成と食品群別摂取量との比較より充足状況を把握しよう。

（単位：g）

食　品　群	食品群別摂取量	食品構成	充足状況（％）
米　　　類			
パ　ン　類			
め　ん　類			
その他穀類			
い　も　類			
砂　糖　類			
菓　子　類			
油　脂　類			
大豆・大豆製品			
み　　そ			
果　実　類			
緑黄色野菜			
その他野菜			
海　藻　類			
魚　介　類			
肉　　　類			
卵　　　類			
乳・乳製品			
調　味　料			

〈あなたの食事の問題点〉

3 献立の作成

　作成した食品構成の摂取目標量を、朝食・昼食・夕食に配分し、主食・主菜・副菜がそろった食事となるよう組み立てることを献立作成という。献立の作成にあたっては、各対象者の推定エネルギー必要量及び各栄養素の食事摂取基準を充足し、食生活や嗜好など考慮して作成した1日分の食品構成の数量を、1日ですべて使い切るように配分することが望ましいのはいうまでもない。しかし、食品群によっては、数量が分散していて、いつも同じ比率で使用すると、どの食品群も混ざった画一化した料理となってしまい、食事に変化がなくなってしまうことも考えられる。そこで、食品群によっては、ある程度の期間を決めてその期間内で使い切るような柔軟さがあってもよい。その期間は、長ければ長いほど柔軟で組み合わせは容易であるが、あまり長すぎては、日毎の誤差が大きくなってしまい、食品構成を立てた意味がなくなってしまう。また、食事の組み立てを想定するうえでも、何日間分もイメージするのはなかなかむずかしく、おおよそ3日間ぐらいと考えるのが適当であろう。

1．食品構成量の配分

　主食となる食品群、米、パン類、めん類の構成量を配分する。主食を何にするかを設定するときに、3日間9食中での使用頻度を考えた。作成された食品構成のとおり、各食品群の構成量を3倍して3日間で使い切るように配分するのが妥当であろう。

　次に主菜となる大豆・大豆製品、魚介類、肉類、卵類などの食品群の構成量を配分する。主菜は1食に1皿とするのがよい。4種類の食品群を3食に配分しようとすると、使えない食品群が1つ出てしまったり、つねに2つの食品群を使用した料理を考えなくてはならなかったり、数量が4つの食品群に分散しているため、通常の1人分で使用する分量より少なく、ボリューム感に欠けてしまったりということが想定される。そこで、それぞれの食品群の構成量を3倍した数量を3日間で使い切ると考えたほうが、よりバラエティーにとんだ食事とすることができる。

　最後に副菜となる野菜類、果物類、いも類などの食品群の構成量を配分する。これらの食品群は、毎日、構成した数量を使用したいので、1日分の構成量を3食に配分することが望ましい。

　油脂類や砂糖類、調味料なども日々使い切るように配分をする。

2．食事への具体化

　朝食・昼食・夕食に配分した各食品群の食品を使って料理を考え、食事として組み立てていく。

　組み合わせる料理は、材料の種類や量、調理法などできるだけ変化にとむように考えなくてはならない。献立作成には、そのほかにも嗜好・食べやすさ・栄養摂取量の均一化などの面から、配慮しなければならない点がいくつかある。以下の【献立作成上の留意点】に気をつけながら、上手な食品構成量の配分につとめ、バラエティーにとんだ、おいしく・楽しく・安心してとれるような食事となるよう、よりよい食事計画を実施したい。

　　①**各食事とも主食・主菜・副菜をそろえる。**
　　②**主菜は、たんぱく質を多く含む食品をあて、1品とする。**
　　③**副菜は、野菜を中心とした料理とし、1〜2品程度とする。**
　　④**主菜、副菜を考えるときには、両方が油脂類を多く使用する料理とならないよう考慮する。**

LET'S TRY!

実習テーマ:「食品構成表」をもとに1日分の「献立」を作成する。
ね ら い:食品構成の数量を上手に配分して、具体的な「献立」を作成できるようにする。
実習の手順:TRY 1 〈SAMPLE〉に習って食品構成の数量を各食事に配分しよう。
TRY 2 〈SAMPLE〉に習って配分した数量を使って献立を具体的に立てよう。

TRY 1 〈SAMPLE〉に習って食品構成の数量を各食事に配分しよう。

TRY 1 〈SAMPLE〉

食品構成作成時に設定した主食の使用頻度は、1日のうちごはんを主食とする食事が2回、あとの1回はパンの日が2日、めんが1日の繰り返しとなる。今回はパンを主食とすることにして、他の食品構成の数値を1日に使い切るような配分をしてみよう。

(単位:g)

食品群	構成量	朝 食	昼 食	夕 食	合 計
米	185		95	90	185
パン類	80	120			120
めん類	30				
その他穀類	5			5	5
いも類	55		20(5)	35	55
砂糖類	10	10(15)			10
油脂類	13	6	5	2	13
大豆・大豆製品	90		90		90
みそ	25		13	12	25
果実類	90	90			90
緑黄色野菜	120	50	35	35	120
その他の野菜	230	55	65	110	230
海藻類	2		2		2
魚介類	80			80	80
肉類	65	30	35		65
卵類	50	50			50
乳・乳製品	200	200			200
その他調味料	30	0.5	12	17.5	30

TRY 1 〈EXERCISE〉

P.82〜85で作成した食品構成の数量を1日の各食事に配分しよう（ただし、1日で配分するため1食はパンを主食とすることとし、めんの構成量に代用する）。

(単位：g)

食品群	構成量	朝 食	昼 食	夕 食	合 計
米					
パン類					
めん類					
その他穀類					
いも類					
砂糖類					
油脂類					
大豆・大豆製品					
みそ					
果実類					
緑黄色野菜					
その他の野菜					
海藻類					
魚介類					
肉類					
卵類					
乳・乳製品					
その他調味料					

TRY 2 〈SAMPLE〉に習って、献立を立てよう。

TRY 2 〈SAMPLE〉

TRY 1 で配分した数量を使って、1日分の料理を考え、献立を具体的に立ててみよう。

(単位：g)

朝食			昼食			夕食		
献立名	食品名	数量	献立名	食品名	数量	献立名	食品名	数量
トースト	食パン	120	ごはん	米	95	ごはん	米	90
	ジャム	15	麻婆豆腐	豆腐	90	みそ汁	長ねぎ	10
ハムエッグ	卵	50		豚挽肉	35		じゃがいも	35
	ロースハム	30		ニラ	20		みそ	12
	植物油	2		生姜	3	魚の鍋照り（おろし）	ぶり	80
	塩	0.5		長ねぎ	15		小麦粉	5
野菜サラダ	レタス	25		植物油	2		植物油	2
	きゅうり	30		みそ	13		しょうゆ	6
	ブロッコリー	30		しょうゆ	3		みりん	6
	トマト	20		酒	3		大根	30
	ドレッシング	10(4)		ごま油	1	おひたし	青菜	35
ミルク	牛乳	200		豆板醤	1		キャベツ	30
果物	リンゴ	90	中華サラダ	にんじん	15		花かつお	0.3
				もやし	30		しょうゆ	5
				きゅうり	25		だし汁	15
				わかめ	1.5	即席漬け	かぶ	20
				春雨	5		きゅうり	20
				酢	2		塩	0.5
				ごま油	2			
				しょうゆ	4			
				だし汁	15			

STEP 4 食事計画

TRY 2 〈EXERCISE〉

〈SAMPLE〉に習って、TRY 1 で配分した数量を使って、1 日分の料理を考え、献立を具体的に立ててみよう。

(単位：g)

朝　食			昼　食			夕　食		
献立名	食品名	数量	献立名	食品名	数量	献立名	食品名	数量

巻末資料 2 記録用紙

4 家族を対象に実習

きちんとした食事計画を立てるためには、日ごろの実習がもっとも大切である。しかし、今まで学んできたような実習を行える場は非常に少なく、なかなか繰り返して実習を行うことができない。そこで、一番身近でかつ実習を行いやすい「家族」を対象に実習することを、ここでは学んでおきたい。以下、家族を対象に実習する際の手順を簡単に説明しておくので、各自実習してほしい。

【家族対象の実習手順】

1．家族全員の食事摂取基準を算定する。
2．家族の食品構成を作成する。（どの方法を選択してもよい）
 （1）家族それぞれの食事摂取基準に見合ったそれぞれの食品構成を作成する方法
　 1）メリット
　　①食事摂取基準の算定、食品構成に関する実習を繰り返し練習することができる。
　　②年代・嗜好など個人にあった食品構成を作成することができる。
　 2）デメリット
　　①同じ献立にしたときの配分の方法に工夫が必要である。
　　②献立の決定に工夫が必要である。
 （2）家族それぞれの食事摂取基準を算定後、代表者の食品構成を作成し、代表者に対する食事摂取基準の比率で配分する方法
　 1）メリット
　　①食品構成の作成が1回でよい。
　　②個人の摂取量にあった配分の目安がつきやすく、材料準備が容易である。
　 2）デメリット
　　①家族それぞれにあった献立になりにくい。
　　②繰り返しの実習量に欠ける。
 （3）家族それぞれの食事摂取基準の平均値で食品構成を作成する方法
　 1）メリット
　　①食品構成の作成が1回でよい。
　　②材料準備が容易である。
　 2）デメリット
　　①家族それぞれにあった献立になりにくく、個人にあった量の配分にも工夫が必要である。
　　②繰り返しの実習量に欠ける。
3．食品構成をうまく配分し、1日分の献立を作成する。
4．1日分の献立に従って、1日分の料理をする。
5．家族より意見・評価をしてもらう。
6．それぞれの過程で自分なりの反省・評価をする。

2 献立作成までの応用 ―特定給食施設を例に―

　ここまでは、基本となる対象者個人に対しての食事計画作成上の基本を学んだ。対象に合わせた食事計画を立てることは、栄養指導をするうえで欠くことができない。対象は個人の場合であっても、それぞれ違いがあり、その食事計画にはそれぞれの特徴を配慮して行わなければならない。

　また、その対象が集団となると、集団の食事摂取基準の把握、集団の特徴、集団の嗜好、個人差への配慮と食事計画はより複雑となる。たとえ対象が集団であっても、集団は個が集まった集合体であり、個人を対象とした場合と同様、各個人の食事摂取基準を算出し、個々に適した食事計画を立てて実施すべきことに変わりない。しかし、対象者が多くなればなるほど、各個人ごとに算出することはむずかしく、ましては個々に違った計画を実施することはさらにむずかしい。そこで、個々の実態をできるだけ反映しながら、集団のなかで生かした計画とするような方法はさまざまに工夫されている。その代表的な方法を知り、特定給食施設を例に献立作成までの過程を学習することにする。

　おもな方法としては、個人ごとの食事摂取基準の平均をその集団の食事摂取基準とする方法と、あらかじめ示されている「日本人の食事摂取基準」をもとに、年齢構成、性別構成、身体活動レベルなど別に算出した数値の平均をその集団の食事摂取基準とする方法がある。

　個人ごとの食事摂取基準の平均をその集団の食事摂取基準とする方法は、その集団がどのような人の集まりであっても、構成する個人の状態が生かされているためよい方法といえるが、集団が大きい場合には、個人ごとの食事摂取基準を算出するのはとても困難である。「日本人の食事摂取基準」をもとに算出する方法は、細かな個人差までを考慮することはむずかしい。しかし、大集団においても、比較的容易にその集団の平均的な食事摂取基準を把握することが可能である。特定給食施設のように大集団の場合はこの方法を用いることが多い。

　大集団での食事計画をより簡単に、対象者にあったものとするため、特定給食施設での献立作成までの手順を把握しておくことが必要である。

1 特定給食施設の食事摂取基準算定

　特定給食施設では、各個人の食事摂取基準を算出して、その平均値を算出することはとても困難なことは前述のとおりである。しかし、食事計画をするための食事摂取基準は、その集団により近いものでなければならない。

　そこで、個人ごとに違う身体状況までは考慮できなくても、比較的把握しやすく食事摂取基準への影響の大きい性別、年齢、身体活動レベルなどは考慮すべきである。これらの項目を考慮しながら、集団の食事摂取基準を算定するには、5年ごとに策定される「日本人の食事摂取基準」で示されている性別、年齢別、身体活動レベルにおける食事摂取基準を使用して算出する。集団の構成人員を各栄養素等の食事摂取基準に乗じ、算出されたそれぞれの栄養素等の平均値を、その集団の食事摂取基準とする。算出された推定エネルギー必要量および各栄養素の食事摂取基準がその特定給食施設における荷重平均の食事摂取基準である。

LET'S TRY!

実習テーマ：特定給食施設における食事摂取基準の算出方法を知る。
ねらい：特定給食施設で行われている方法で、特定給食施設での食事摂取基準を算出する。
実習の手順：TRY　年齢・性別・身体活動レベルがTRYの構成である特定給食施設の食事摂取基準を算出しよう。

TRY　次の人員構成の集団における食事摂取基準を算出してみよう。

年齢(歳)	身体活動レベル	性別	人数	エネルギー(kcal)		たんぱく質(g)	
				食事摂取基準	数量	食事摂取基準	数量
18～29	Ⅰ 低い	男	83	2300		95 (60)	
		女	142	1700		70 (50)	
	Ⅱ 適度	男	139	2650		110 (60)	
		女	146	2000		85 (50)	
	Ⅲ 高い	男	33	3050		125 (60)	
		女	17	2300		95 (50)	
30～49	Ⅰ 低い	男	43	2300		95 (60)	
		女	94	1750		70 (50)	
	Ⅱ 適度	男	80	2700		110 (60)	
		女	60	2050		85 (50)	
	Ⅲ 高い	男	10	3050		125 (60)	
		女	3	2350		95 (50)	
50～64	Ⅰ 低い	男	47	2200		90 (60)	
		女	38	1650		70 (50)	
	Ⅱ 適度	男	10	2600		110 (60)	
		女	5	1950		80 (50)	
	Ⅲ 高い	男	0	2950		120 (60)	
		女	0	2250		95 (50)	
合　計			950				
平　均							

※なお、たんぱく質の食事摂取基準の（　）内の数値が日本人の食事摂取基準（2020年版）の推奨量であるが、ここでは一定のエネルギー比率により算出した数値で算出することとする（P.43～44参照）。

2　特定給食施設の荷重平均食品群別栄養成分表の作成

集団の嗜好・年齢・生活環境などにより同じ食品群でも使用する食品の頻度が変わってくる。使用する食品の頻度が変われば、同じ食品群で100gの食品を摂取しても栄養価は違ってくる。そこでその集団が日常の食事で摂取できる、100g当たりの栄養価、荷重平均食品群別栄養成分表を作成する必要が生ずる。日常の食べ方を把握するには、過去に摂取した食事の実態より把握することが必要である。期間は最低でも3か月間くらいが必要で、季節によっても食べる頻度が変わるので、1年間分を使用したり、四季に別々の荷重平均食品群別栄養成分表を作成すれば、実態により近くなる。作成方法は、個人の場合（P.62～63）と同様に行う。

3　特定給食施設の食品構成表の作成

各集団の使用頻度、使用量により作成した、荷重平均食品群別栄養成分表を使用し、食品の組み合わせをする。食品構成表は個々の摂取基準により近くなるように、平均値を中心にいくつかを作成する。作成の方法は個人の場合（P.82～85）と同様に行う方法と、荷重平均食品群別栄養成分表作成に使った数か月間の実態を利用して作成する方法とがある。個人の場合と同様な方法は、前項を参照することとし、ここでは摂取実態を使った方法を示すことにする。この方法は今までの献立の修正点が見つけやすいことから、以前の献立の一部を変更することで、容易により集団の食事摂取基準に近い献立とすることが可能である。

①集計期間で摂取した各食品群別の食品使用量の合計を算出する。
②合計値を実施日数（回数）で割り、期間中の各食品群別平均使用量を算出する。
③食品群別の使用量に基づき、荷重平均食品群別栄養成分表の栄養価で栄養摂取量を算出する。
④各栄養素の摂取実態と、集団の食事摂取基準との過不足、各栄養素の摂取比率の算出により、荷重平均食品群別栄養成分表を参考に、どの食品群をどれだけ増減すればよいかを決定する（増減検討時に、嗜好調査結果や残食調査結果なども検討項目とするとよい）。
⑤摂取実態と増減検討を加えた各食品の使用量がその集団の食品構成となる。

4　特定給食施設の献立の作成

個人の場合と同じように食品構成の各食品群を配分することで献立を作成する。食品構成で作成した各食品群の量を毎日使い切ることが食事摂取基準を満たすもっともよい方法であるが、個人のときと同様に、食品群によっては1回に使用する量に足りないものもあり、また使用頻度が少ないため1日当たりにすると使用量がごく少ないものもある。食品構成どおりに毎日使用することはむずかしいことが多い。特定給食施設は特定多数の人に食事の提供をすることもあって、個人の献立作成以上に食事に変化が要求される。そこで、何日間かで食品構成の食品群別使用量を使い切る方法を使用することが必要となる。また、特定給食施設では、構成する個人すべてが食事摂取基準を充足できるものでなくてはならず、日々の誤差はできるだけ少ないほうがよい。そのためには何日間かで使い切るにしても、期間（日数）はできるだけ短いほうがよい。その期間は3食を給食する施設においては3日間くらい、1食だけの給食の施設であっても1週間以内とするのが適当である。

5 特定給食施設の献立作成までの実際例

P.94のTRYで算出した例題の特定給食施設の食事摂取基準に見合うような献立の作成を、荷重平均食品群別栄養成分表の作成、食品構成表の作成、献立への具体化までの手順にそって実施してみる。

献立作成までの実際については、個人を対象にした献立作成までの基本で学習した。

集団での実際については、実例を示すのみとし、実際に必要となった時点での参考とされたい。

①特定給食施設の食事摂取基準

TRYの人員構成で求められた例題の特定給食施設の食事摂取基準は、エネルギー：2200kcal、たんぱく質：90ｇであり、エネルギー比率より脂質：60ｇ、炭水化物：310ｇとなる。

②荷重平均食品群別栄養成分表の作成

P.62～63で学習した方法で、1年間分の使用食品から作成した荷重平均食品群別栄養成分表が下表のように作成されたとする。この表が、その集団給食施設の嗜好や食習慣・地域性などで使用された食品の使用頻度、使用量によって作成されたもので、日常の使い方で摂取できる各食品群の100ｇ当たりの栄養成分となる。

【 特定給食施設の荷重平均食品群別栄養成分表 】

栄養素 食品群	エネルギー (kcal)	一般成分				無機質				ビタミン				食物繊維	
		たんぱく質(g)	脂質(g)	飽和脂肪酸(g)	炭水化物(g)	Na(mg)	K(mg)	Ca(mg)	Fe(mg)	A レチノール当量(μg)	VB$_1$(mg)	VB$_2$(mg)	VC(mg)	総量(g)	食塩相当量(g)
米	356	6.1	0.9	0.29	77.1	1	88	5	0.8	0	0.08	0.02	0	0.5	0.0
パン類	267	9.3	4.7	0.93	46.7	500	100	27	0.7	0	0.07	0.07	0	2.0	1.3
めん類	348	8.5	1.1	0.25	71.9	1700	130	17	0.6	0	0.08	0.02	0	2.4	4.3
その他穀類	352	14.1	3.6	0.81	63.0	173	144	25	1.9	1	0.16	0.05	0	2.9	0.5
いも類	76	1.2	0.1	0.01	18.1	3	366	17	0.5	0	0.06	0.02	17	1.7	0.0
砂糖類	384	0.0	0.0	0	99.2	1	2	1	0.0	0	0.00	0.00	0	0.0	0.0
菓子類	422	6.0	11.7	2.82	68.6	296	109	24	0.6	78	0.04	0.05	0	—	—
豆類	336	20.1	2.2	—	54.3	1	1724	103	5.7	0	0.48	0.18	0	—	—
大豆製品	115	8.8	7.7	1.36	2.5	16	169	145	1.5	0	0.07	0.06	0	1.1	0.0
みそ類	186	13.1	5.5	0.88	21.1	5100	440	130	4.3	0	0.03	0.10	0	4.1	13.0
種実類	474	14.3	39.6	5.26	22.5	2	484	659	6.1	15	0.38	0.17	6	8.4	0.0
緑黄色野菜	28	1.4	0.2	0.01	6.0	15	372	50	1.0	739	0.07	0.10	26	2.4	0.0
その他野菜	27	1.2	0.1	0.01	6.1	116	221	30	0.4	11	0.04	0.03	16	2.0	0.3
果実類	67	0.7	0.1	0.01	17.3	2	192	12	0.2	22	0.05	0.03	25	1.5	0.0
きのこ類	36	4.6	0.8	0.07	12.0	4	489	6	1.0	0	0.15	0.38	5	8.0	0.0
藻類	81	6.9	1.2	0.06	30.7	2243	2194	347	6.4	291	0.12	0.31	14	21.4	5.6
魚介類	148	18.8	0.8	1.28	1.3	328	302	32	0.7	42	0.09	0.17	1	0.0	0.8
肉類	220	20.2	14.3	4.61	0.1	71	282	7	0.7	19	0.50	0.15	2	0.0	0.2
卵類	152	12.3	10.4	2.68	0.3	140	131	51	1.8	156	0.06	0.44	0	0.0	0.4
乳類	67	3.3	3.8	2.33	4.8	41	150	110	0.0	39	0.04	0.15	1	0.0	0.1
油脂類	915	0.0	99.4	10.61	0.0	17	1	0	0.0	61	0.00	0.00	0	0.0	0.0
調味料	81	4.3	0	0	14.4	4141	314	36	1.7	47	0.03	0.12	0	—	—

(著者作成)

③特定給食施設の食事摂取基準に見合うように作成した食品構成

　食事摂取基準を満たすように、作成した荷重平均食品群別栄養成分表を使用し、食品構成を作成する。献立作成の基礎で学んだ、対象集団の嗜好を配慮しながら栄養比率や栄養素の質などから算出する方法、もしくは各食品群別の実際の使用量を修正する方法のいずれかの方法で作成したのが下表の食品構成である。

　この構成量で各食品群の食品を使用した場合に摂取できる各栄養素の量を、先に作成した荷重平均食品群別栄養成分表により算出すると、この特定給食施設の食事摂取基準で算出された各栄養素の量とほぼ一致する。

【 特定給食施設の食品構成 】

食品群	摂取量(g)	エネルギー(kcal)	たんぱく質(g)	脂質(g)	飽和脂肪酸(g)	炭水化物(g)
米	300	1068	18.3	2.7	0.80	231.3
その他の穀類	5	18	0.8	0.2	0.04	3.2
砂糖類	10	38	0	0	0	9.9
いも類	65	49	0.8	0.1	0.01	11.8
果実類	100	67	0.7	0.1	0.01	17.3
緑黄色野菜	120	34	1.7	0.2	0.01	7.2
その他の野菜	230	62	2.8	0.2	0.02	14.0
みそ	25	47	3.3	1.4	0.22	5.3
大豆・大豆製品	120	138	10.6	9.2	1.63	3.0
魚介類	90	133	16.9	6.1	1.15	1.2
肉類	80	176	16.2	11.4	3.69	0.1
卵類	60	91	7.4	6.2	1.61	0.2
乳・乳製品	200	134	6.6	7.6	4.66	9.6
油脂類	15	137	0	14.9	1.59	0
調味料	30	24	1.3	0.2	0	4.3
計		2216	87.4	60.5	15.44(6.3%)	318.4

④献立の作成

　作成した食品構成の各食品群別の構成量を配分して献立を作成する。例題の施設は1日3食を給食する施設である。そこで食品構成を3日間で使い切るような献立の作成を行う。
献立作成の手順は、

　　　　 a．食品構成の数量を3倍にする。
　　　　 b．3倍した数量を3日間の各食事に配分する。
　　　　 c．配分された食品群の食品を使用した料理へと具体化する。

　このとき、主食・主菜・副菜をかならずそろえ、主菜・副菜の食材量・調理法が重ならないように注意する。また、両方に油を使用する料理が重ならないようにすることも大切である。

【 食品構成の各数値を3日分の各食事に配分した例 】

(単位:g)

食品群	摂取量×3	1日目 朝食	1日目 昼食	1日目 夕食	2日目 朝食	2日目 昼食	2日目 夕食	3日目 朝食	3日目 昼食	3日目 夕食
米	900	100	100	100	100	100	100	100	100	100
その他の穀類	15		8							7
砂糖類	30			計で10			計で10			計で10
いも類	195	30		40	15(3)		40	30	40	
果実類	300	100			100			100		
緑黄色野菜	360	30	50	40	50	30	40	50	30	40
その他の野菜	690	70	80	80	80	60	90	80	80	70
みそ	75	12		12	12	12		15		12
大豆・大豆製品	300	60		50		130		60		
魚介類	270		90				90	90		
肉類	240		90			30	30		20	70
卵類	180		15		70		15		70	10
乳・乳製品	600		200			200			200	
油脂類	45			計で15			計で15			計で15
調味料	90			計で30			計で30			計で30

【 配分を使っての献立の具体例 】

	1日目	2日目	3日目
朝食	ごはん みそ汁(里芋) 納豆(大根おろし) きんぴら 果物	ごはん みそ汁(野菜) 卵焼き ごま和え 果物	ごはん みそ汁(じゃが芋) 魚の西京漬け 炒り煮 果物
昼食	ごはん ぶりの鍋照り(塩もみ) おひたし 牛乳	ごはん 麻ぽう豆腐 中華風酢の物 牛乳	ごはん オムレツ(付け合せ) 野菜ソティー 牛乳
夕食	ごはん みそ汁(豆腐) 豚肉の生姜焼き(付け合せ) ポテトサラダ	ごはん すまし汁 魚のうま煮 炒りどり	ごはん みそ汁 豆腐入り和風ハンバーグ 　　　　　(付け合せ) 盛り合わせサラダ

PART 2

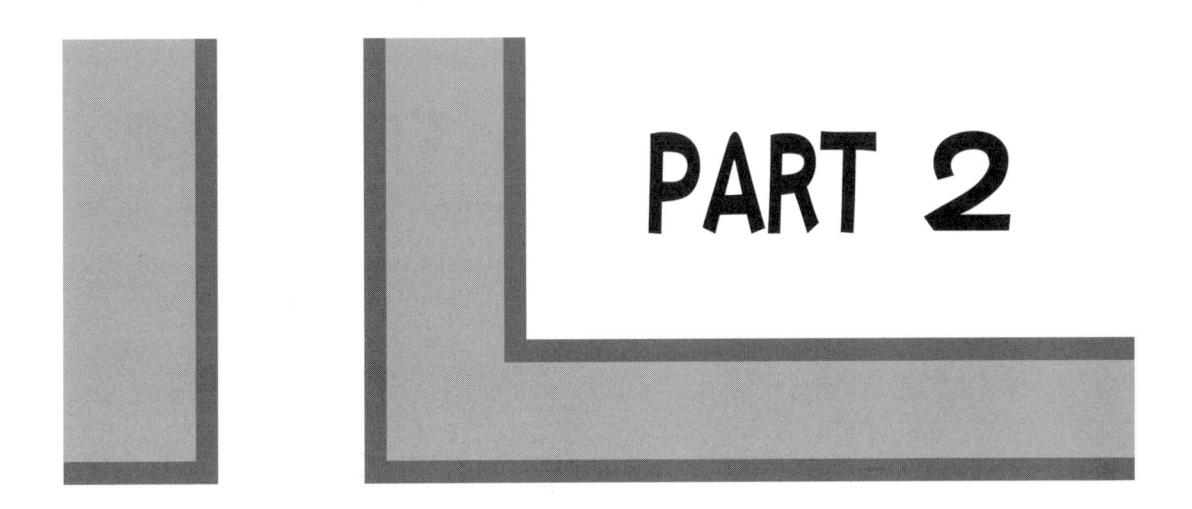

応用実習
実態調査・臨床栄養指導・在宅訪問栄養指導へ

STEP 1　生活についての実態調査

　栄養指導を実施するには、その基礎資料とするために、各種の調査をし、対象者の実態を十分に把握することが必要である。

　対象者の実態把握をするための調査の種類や方法については、基礎実習の実態把握で、その種類や使い方、対象者による適否、特徴など学習した。対象者の知りたい情報の内容、対象の規模、対象による適否など考慮し、必要に応じた方法を適切に選択して実施することが必要である。

　対象者にとっては、調査票に記入したり、調査内容に答えたりという作業は、繁多でわずらわしく、内容によっては快いことばかりでなく、やむなく答えている場合が多い。対象者の協力によって得られた調査の内容は、大切な情報として、無駄なく内容を読みとり、指導資料として十分に活用するように心がけなければならない。そのためには、実際に調査をし、その内容を読みとる方法、指導資料としての活用方法などを、一連の手順にしたがって実習することが必要である。

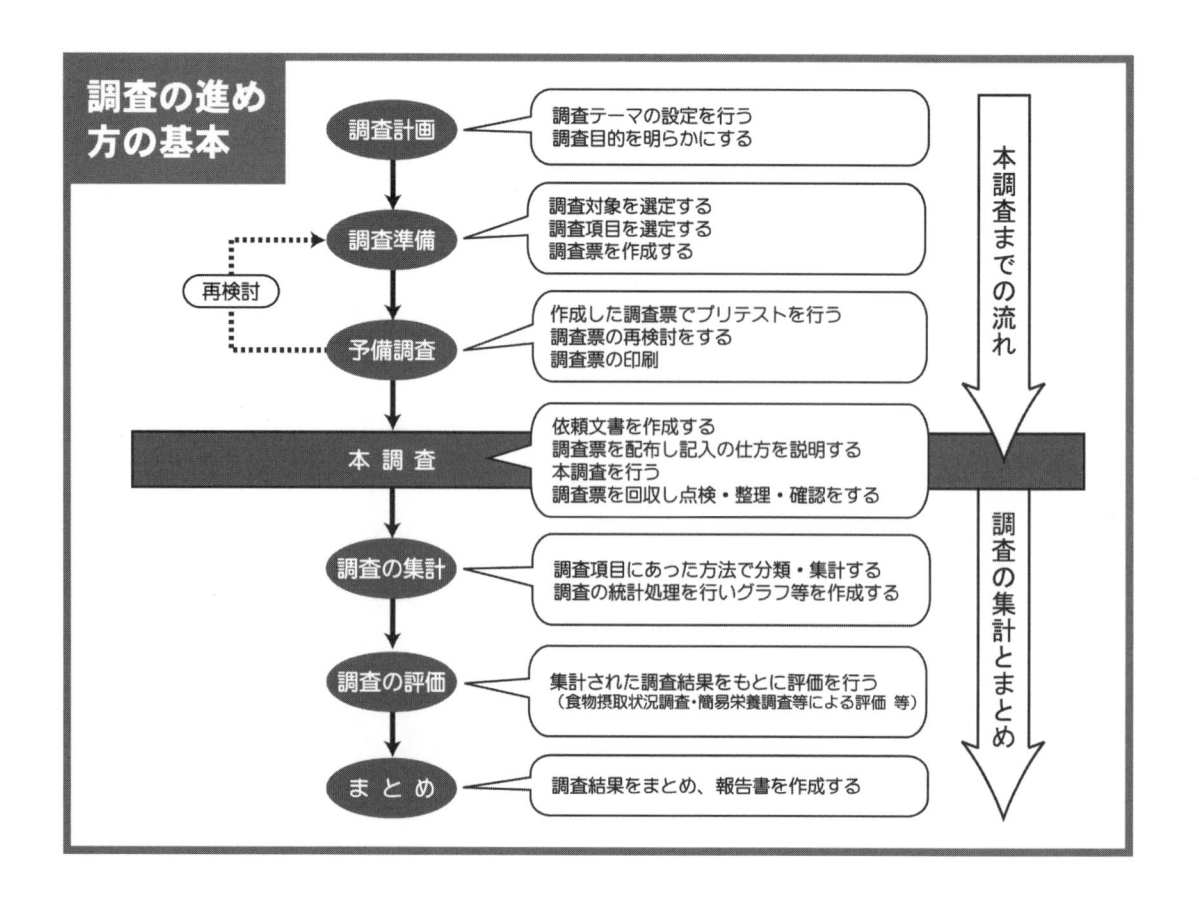

調査の進め方の基本

調査計画
- 調査テーマの設定を行う
- 調査目的を明らかにする

↓

調査準備
- 調査対象を選定する
- 調査項目を選定する
- 調査票を作成する

↑ 再検討 ↓

予備調査
- 作成した調査票でプリテストを行う
- 調査票の再検討をする
- 調査票の印刷

↓

本調査
- 依頼文書を作成する
- 調査票を配布し記入の仕方を説明する
- 本調査を行う
- 調査票を回収し点検・整理・確認をする

↓

調査の集計
- 調査項目にあった方法で分類・集計する
- 調査の統計処理を行いグラフ等を作成する

↓

調査の評価
- 集計された調査結果をもとに評価を行う
  （食物摂取状況調査・簡易栄養調査等による評価　等）

↓

まとめ
- 調査結果をまとめ、報告書を作成する

（本調査までの流れ　／　調査の集計とまとめ）

1 調査と集計

1 本調査までの手順

1．調査計画
（1）テーマの設定

対象者・対象集団により、どういう方向に導くのか、どういう目的で実施するのか、なぜその調査が必要なのかなどを考慮し、調査のテーマを設定する。

テーマの設定にあたっては、対象者・対象集団のかかえている問題点、必要性などの優先性・重要性によって、対象者の問題意識のもち方や動機づけに影響することがある。対象者のニーズ・重要性などを十分に念頭に置き、優先順位をつけて設定するように心がけなければならない。

（2）目的の明確化

目的を明確にするためには、あらかじめ知ることができる情報を十分に収集しておくことが必要である。知りうる情報は、対象者・対象集団によって、身体状況や生化学検査値などまであらかじめ知ることができる場合のある一方、ほとんど情報を知ることのできない場合もあり、さまざまである。より多くの情報を収集しておくことが、調査を容易にし、対象者への負担を軽くし、十分な情報として活用することを可能にする。

ここでは、国民栄養の現状や厚生労働省の指標など各種資料、学会誌や専門誌など各種文献、テレビやラジオなどの情報などの活用で、次のような内容について明確にしておきたい。

①生活習慣を栄養・運動・休養・食習慣それぞれの面から調査し、実態を知る。
②生活習慣の問題点を明確化する。
③改善すべき点と改善方法を明らかにする。

2．調査準備
（1）調査対象の選定

調査対象を選定する。調査対象の選定には、調査の趣旨、情報収集の範囲、調査対象の多少などにより考慮が必要で、詳細な内容を必要とするのか、おおまかな傾向を知る程度でよいのかなど調査の目的によっても対象の人数、範囲、選定方法が違ってくる。

（2）調査項目の選定

調査項目を選定する。調査項目は、基礎実習で学習した項目のほか、下記の項目のなかから、調査の目的や知りたい情報収集への必要性を考慮し選定する。調査方法や質問内容については、対象者の年齢・理解度・協力性などに見合うようなものとすることが大切である。

①身体状況調査
②食物摂取状況調査
③簡易栄養調査
④歩数・体温調査

⑤生活時間調査
　⑥食生活に関するアンケート調査
　⑦自覚症状調査
（3）調査票の作成
　選定した調査項目にしたがって、基礎実習のP.19～29を参考にして、調査票を作成する。
　調査票は、対象者にとっては、記入しやすく、記入時間の少なくてすむものであり、下記の点を考慮したものがよい。また調査者にとって、調査時間がかからず、調査後の活用が十分にでき、実態の把握が容易なことも考慮する必要がある。
　対象者に対して考慮する点は、以下のとおりである。
　①記入しやすさおよび記入時間
　②調査の場
　③調査対象者の人数・年齢・理解度等

3．予備調査

（1）プリテスト
　作成した調査票を使って、実際に記入してみることで調査票に対する見直しをしたり、小集団にあらかじめ調査してみることで調査の有用性を確認したりすることがプリテストである。調査をより有効に活用したり、情報把握を正確にするためには必要である。なお、使用する調査票が、過去に実施した調査で確認されている場合には、それをプリテストにあて省略することもある。
（2）調査票の再検討
　プリテストにより、記入の難易度、記入時間などや調査内容に問題が生じた場合には再検討を行う。調査は多くの手数や協力を必要とするので、やり直しや手落ちがあってはならず、その準備には十分な検討が必要である。
（3）調査票の印刷
　十分な再検討を行い、修正をしたうえで調査票を印刷する。印刷に際しては、鮮明であることはもちろんであるが、用紙が規格に合って均一化していることも必要である。調査票が何枚にもおよんだり、調査項目が複数の場合には、調査票が判別しやすいように番号や記号を付記することも必要であろう。

4．本調査

（1）依頼文書の作成
　調査票の配布や説明時には依頼文書を添える。依頼文書には、発信の日時、宛先、発信者名、文頭の標題を記し、文章は時節のあいさつを入れたあと、本文へと進める。調査の詳しい内容については、本文内に書かず、別に、本文の下方に具体的に箇条書きで書くほうがわかりやすい。
　次頁に依頼文書作成の一例をのせてあるので、作成の際の参考にしてほしい。

【 依頼文書―作成形式例 】

> 平成×年×月×日
>
> ○○○○○　様
>
> △△△△短期大学　栄養科2年
> 北里　花子
>
> 「学生の生活実態に関する調査」のお願い
>
> 　時下、ますますご清祥のこととお喜び申し上げます。
> 　この度は、お忙しい中、調査にご協力いただき、誠にありがとうございます。下記の通り、「学生の生活実態に関する調査」を実施し、学生の生活実態を把握し、改善指導に役立てたいと考えております。
> 　お手数とは存じますが、なにとぞ、よろしくお願い申し上げます。
>
> 記
>
> 1．調査期間
> 　　△月△日～△月△日
> 2．調査内容
> 　　①身体状況調査
> 　　②食物摂取状況調査
> 　　③食生活に関するアンケート
> 　　④生活時間調査
> 　　⑤自覚症状調査
> 3．回収日
> 　　○月○日
> 4．回収方法
> 　　直接、回収に伺います

（2）調査票の配布と記入の仕方の説明

　調査項目にしたがってそろえた調査票を、依頼文書を添えて配布する。配布するときには、対象者が記入にあたってとまどうことのないように、記入の仕方、記入上の注意など十分に説明する必要がある。配布の方法、用紙記入方法の伝達・説明、説明の必要性は次のとおりである。

①配布の方法
　・本人に手渡し
　・会議、研修会等会場での配布
　・郵送
　・情報メディアの活用等

②用紙記入方法の伝達・説明
　　　・本人に直接
　　　・集団の場で講義形式
　　　・説明文書の添付
　　　・情報メディア
③説明の必要性
　　　・調査目的の明確化
　　　・調査の精度の高率化
　　　・記入時のとまどい・不安の排除
　　　・調査の重要性の認識

（3）調査票の回収・点検・整理

あらかじめ依頼文書で示した方法で回収する。回収にあたっては、調査票がそろっているか、記入もれはないか、間違いはないか、記入内容で不明な部分はないかを確認する。確認後、調査協力に対するお礼も忘れてはならない。

①回収時の注意点
　　　・記入もれの確認（氏名、調査内容、その他記入事項）
　　　・記入違いの確認
　　　・不明な記入内容の確認（食事の量、料理内容、使用調味料、食品等）
②調査協力のお礼
　　　・短期間でまとめ、調査結果の報告およびお礼をする。

2　調査の集計

調査を行っただけでは、調査の内容が何を意味し、対象がどのような実態であり、どのような問題をかかえているのかを把握することはできず、栄養指導の指標とすることはできない。調査の内容がどのような状態を意味しているのか見きわめることが必要である。そのためには、調査の内容を何らかの方法で分析しなければならない。調査の内容を分析するために、調査内容にしたがってそれぞれ集計をし、数値化することが必要である。

1．分類・集計

調査の項目にあった方法で集計する。集計の方法には、調査内容別に、観念や考え方に対する集計の方法、食物摂取状況調査や身体状況調査のような実態調査に対する集計の方法、調査方法別にアンケート調査に適した方法、実数把握に適した方法などさまざまな方法がある。ここでは、調査対象である学生の食生活の実態を把握できるように、身体状況調査、食物摂取状況調査などについて基礎実習で学習した内容について、基礎実習の手順に従って集計してみることにする。

手順を再度確認しておく。
　　①食品に分類

②栄養価の算定

③食品群別摂取量の算定

④対象者の食事摂取基準の算定

⑤荷重平均食品群別栄養成分表の作成

⑥食品構成表の作成

2．調査結果に対する評価

　集計された数値が何を意味し、どんな状態にあるのか知ることが、対象の実態を把握し、問題点を明確にすることにつながる。集計した数値の意味する状態は、基準とする数値との比較や、数値間の関連などで判断することができる。これが調査結果に対する評価である。

　評価の仕方にはさまざまな方法があるが、ここでは代表的ないくつかの方法の評価について確認しておく。

（1）食物摂取状況調査による評価

　食物摂取状況調査結果より評価する場合にも、栄養素の摂取状況に対する評価、食品の使用量や使用頻度に対する評価、食事のバランスに対する評価などが考えられる。次の手法で評価し、問題点を明らかにする。

①食事摂取基準と摂取量の比較（食事摂取基準とした根拠を念頭に評価）

②食品構成と食品群別摂取量の比較

③栄養比率の算出と評価

（2）簡易栄養調査による評価

　基礎実習で学習したいくつかの簡易栄養調査法で調査を実施し、次の手順で、調査票による評価方法を用いて評価し、問題点を明らかにする。

①基礎実習P.22〜29の調査票により評価する。

②記入内容を検討し、問題点を明確化する。

③問題解決の方法を対象者の実態に即し、コメントする。

（3）食生活をとりまく要因に関する諸調査による評価

①自覚症状調査

　　a．基礎実習のP.28の自覚症状調べの調査票により点数化する。

　　b．P.29の疲労診断により評価する。

　　c．食生活に関する諸調査、生活時間調査、食物摂取状況調査等の関連から問題点を明確化する。

　　d．問題解決の方法を対象者の実態に即しコメントする。

②歩数・体温調査

　　a．標準値との比較により評価する。

　　b．過不足の実態に即し生活時間調査、身体状況調査、生活習慣等の関連から問題点を明確化する。

　　c．問題解決の方法を対象者の実態に即しコメントする。

LET'S TRY!

実習テーマ：食事調査結果より、食事摂取状況について評価を行う。
ね ら い：食事調査結果の摂取量が食事摂取基準に対して、どのような状態にあるかを評価することができる。
実習の手順：TRY 1　設定した食事摂取基準と摂取量の比較をしてみよう。
　　　　　　TRY 2　食品構成と食品群別摂取量の比較をしてみよう。
　　　　　　TRY 3　栄養比率の算出と評価をしてみよう。

TRY 1　食事摂取基準と摂取量の比較をしてみよう。

【 栄養素摂取状況結果 】

栄養素名	1日目	2日目	3日目	平均摂取量	摂取目標量	摂取目標量との比較
エネルギー（kcal）						
たんぱく質（g）						
脂質（g）						
飽和脂肪酸（g）						
炭水化物（g）						
カルシウム（mg）						
鉄（mg）						
ビタミンA（μg）						
ビタミンB_1（mg）						
ビタミンB_2（mg）						
ビタミンC（mg）						
食物繊維（g）						
食塩（g）						

〈コメント〉

↑
摂取目標量

平均摂取量が摂取目標量と比較するとどのくらいであるか棒グラフに表して確認してみよう。

TRY 2　食品構成と食品群別摂取量の比較をしてみよう。

【 食品群別摂取状況表 】

6つの基礎食品分類	食品群 \ 摂取量	1日目(g)	2日目(g)	3日目(g)	平均(g)	目標量(g)	充足率(%)	充足率(%)をグラフに表してみよう 0　50　100　150　200
1群	魚類							
	肉類							
	卵類							
	大豆・大豆製品							
2群	乳類							
	海藻類							
3群	緑黄色野菜							
4群	その他の野菜							
	果物							
5群	穀類							
	いも類							
	砂糖類							
	菓子・嗜好飲料					※目標量はない		
6群	油脂類							
その他	アルコール類					※目標量はない		

〈あなたの食事の問題〉

引用）隅倉治子他編、Exercise 栄養指導、P. 72、南江堂、1995

TRY 3　栄養比率の算出と評価をしてみよう。

【 栄養比率 】

エネルギー摂取量	1日目	2日目	3日目	平均			
				A			

栄養素＼摂取量	1日目	2日目	3日目	摂取平均量（g）	エネルギー換算	比率（％）	比率計算の基礎
たんぱく質（g）					B		たんぱく質エネルギー比 $= B \div A \times 100$
脂質（g）					C		脂質エネルギー比 $= C \div A \times 100$
炭水化物（g）					D		炭水化物エネルギー比 $= D \div A \times 100$
穀類（g）					E		穀類エネルギー比 $= E \div A \times 100$
飽和脂肪酸（g）					F		飽和脂肪酸比 $= F \div A \times 100$

〈評価結果〉

2 栄養指導調査の統計処理

　調査した集団の実態や傾向を把握するために、また個人の調査結果の良否を把握するためには、得られたデータについて統計学的判断が必要になってくる。調査した結果をただ羅列しただけでは、そのデータが、対象のどの程度にあたるのか、その対象にはどんな特徴があるのか、対象集団の平均はどのくらいかなどを知ることはできない。対象集団の特徴や平均を知るための手法が統計処理である。データの統計処理により、対象集団の実態や問題点を明確にでき、指導へと導くことができるのである。ここでは、データの整理の仕方、平均値の出し方、数値の分散度など統計処理の初歩の手法について実習する。

　現在では、コンピュータ処理によって行われることが多いが、コンピュータで算出された数値にどんな背景があり、どうしてこのような数値になったのかを知ることはむずかしく、統計処理の基礎知識を理解し、実際に処理する実習は、数値の意味することを正確に理解するためには必要と考える。

1 データの整理

　統計処理とは、具体的にはどのようなことを行わなければならないのであろうか。

　下の表は、ある女子短期大学の「エネルギー摂取量の調査結果」を示したものである。

　この表だけでは、調査順での学生それぞれのエネルギー摂取量のみしか見てとれない。

栄養指導に必要な、
・一番多く摂取したのは誰か、一番少ない摂取は誰か
・もっとも多い摂取量ともっとも少ない摂取量の差はどのくらいか
・エネルギー摂取量の平均はどれくらいか
・どのくらいの摂取量の人が多いのか
・エネルギー摂取量の個人差は大きいのか小さいのか

などその集団の特徴を把握することはこの表からではすぐには読みとれない。そこで、これらを明確にするための表を作成する必要がある。

　ここでは、その簡単な作成手順について、学んでいきたいと思う。

【 例題―エネルギー摂取量調査結果 】

学生No.	エネルギー摂取量(kcal)	学生No.	エネルギー摂取量(kcal)
1	1162	11	1439
2	1461	12	1264
3	1666	13	1425
4	1175	14	1373
5	1643	15	1358
6	1316	16	1584
7	1436	17	1861
8	1363	18	1407
9	1759	19	1489
10	1004	20	1979

1. 度数分布表・累積度数分布表

（1）度数分布表とは

　度数分布表とは、区間ごとのデータの個数を表に表したものである。調査より得られたデータをいくつかの区間に分け、その各区間に何例ずつのデータが含まれるかを表したものである。度数分布表を作成することにより、調査対象集団の多くがどの区間に含まれるのか、中心はどこにあるのかなど、調査対象集団の特徴を把握することができるのである。通常は設定した区間の中心にもっとも多くのデータが含まれ、区間が中心から離れるにしたがって含まれるデータの数も少なくなる。

　　①最大値：データのもっとも大きい数
　　②最小値：データのもっとも小さい数
　　③中央値：区間の中央の値

（2）度数分布表の作成

　度数分布表を作成するには、まずデータ最大値と最小値をさがし、データの範囲を求めて区間を設定する。区間は、データの最大値から最小値を差し引くことでデータの含まれる範囲を求め、範囲を等間隔に区切ることで設定する。この区間のことを階級といい、階級の中央値を階級値という。

$$範囲（R）＝最大値－最小値$$

※ここで設定する区間はできるだけ端数のつかない区切りのよいものにしたほうがよく、区間の数は10〜20程度が適当である。区間を階級（クラス）といい、区間内の個数（ここでは人数）を度数または頻度という。

　それでは、実際に度数分布表を作成してみる。
　集団においての度数分布表の作成手順を、P.109のある女子短期大学の「エネルギー摂取量の調査結果」を例に具体的に説明していく。作成の手順は、以下のとおりである。

　　①表から最大エネルギー摂取量と最小エネルギー摂取量をさがす。
　　　　最大エネルギー摂取量：1979kcal
　　　　最小エネルギー摂取量：1004kcal
　　②範囲を求める。
　　　　R ＝ 1979 － 1004 ＝ 975
　　③いくつかの区間を設定する。
　　　　※975の間にそれぞれの数値があるので1つの区間を100と設定すると10区間となる。例題は20例と例数が少ないので、区間数は少なめに設定する。150とし、7区間を設定する。
　　④1つの区間の階級値は区間の中央値をあてる。
　　⑤区間ごとに例数を数え、度数分布表を完成させる。
　　⑥度数を区間ごとに加算していき、累積度数を記入する。
　　⑦各階級ごとの相対度数（％）を計算する。
　　⑧中央値は累積相対度数の50％が属している階級の階級値である。
　　　　※ここでは1374.5kcalが中央値となる。

【 エネルギー摂取量の度数分布表 】

階級	階級値	チェック	度数	累積度数	相対度数(%)	累積相対度数(%)
1000～1149	1074.5	/	1	1	5	5
1150～1299	1224.5	///	3	4	15	20
1300～1449	1374.5	7M ///	8	12	40	60
1450～1599	1524.5	///	3	15	15	75
1600～1749	1674.5	//	2	17	10	85
1750～1899	1824.5	//	2	19	10	95
1900～2049	1974.5	/	1	20	5	100
			20		100	

2．ヒストグラム

度数分布表からデータの分布を読みとることはできるが、図示することでさらにわかりやすくなる。度数分布表を図示したものをヒストグラムという。ヒストグラムは連続する階級に含まれるデータ数を表したものであるから、棒グラフとは違って階級間をつないだ状態で表す。また、各階級の矩形(くけい)の中点を順番に結んだ直線を度数多角形、なだらかにつないだ曲線を度数曲線といい、下記のいずれかの方法で表す。

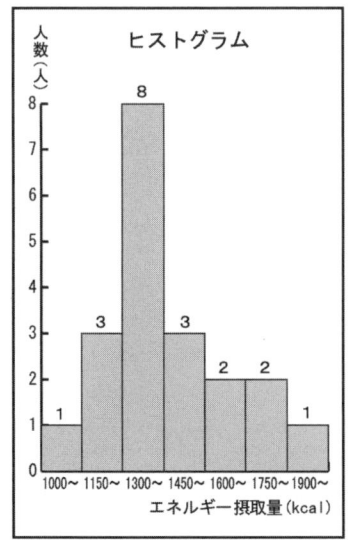

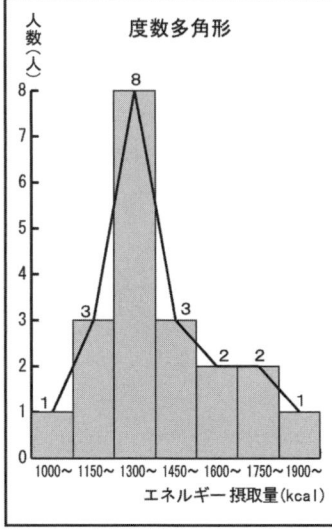

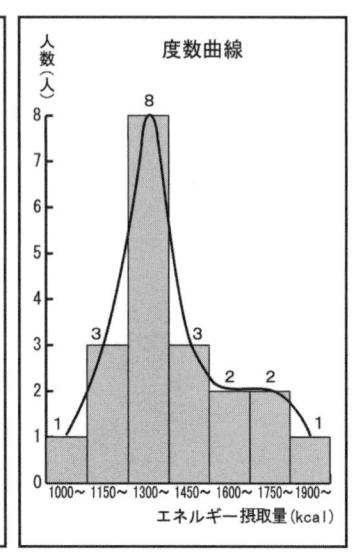

2 平均値

1．数値の加算による平均値の計算方法

数値の加算による計算方法は、データの平均値を算出する一般的な方法といえる。データすべての数値を合計し、データの例数（度数）で割って求める。数値はもっとも正確であるが、データの例数が多いときには、合計値の数量が大きくなって、算出するのに繁多で手数と時間が必要となる。

平均値(x) = 数値の合計(Σd) ÷ 度数の合計(例数n)

例では 　　　　平均値 = 29164 ÷ 20 = 1458

2．符号化されたデータを用いた平均値の計算方法

符号化されたデータを用いた計算方法は、度数分布表を使って平均値を算出する方法である。この方法は正確な平均値の算出はできないものの、例数が多くなればなるほど平均値に近くなる容易な算出方法といえる。

【度数分布表を利用し算出する方法】

①階級差 Xc を記入する。

　　　中央値の属する階級を0とし、上の階級は−、下の階級は+とする。

②度数×階級差を求め、加算する。

　　　Σ各階級の度数(f)×階級差 = Σf・Xc

③平均値を求める。

　　　平均値 = 中央値 + 階級間差 × {Σ(度数×階級差) ÷ 例数}

　　　例では　　　　平均値 = 1374.5 + 150(12 ÷ 20) = 1464.5

3 分散度

平均値だけでは、集団の分布の状況をよく把握することはできない。たとえば平均値が150とまったく同じ値を示す集団であっても、0と300の平均も150であり、150の人ばかりの集団の平均も150となり、平均値をみるだけでは似かよったものの集団か、ばらつきの多い集団かを知ることはできない。そこで分散の様子を知る必要がある。分散の様子は、分散、標準偏差、変動係数などで示される。ここでは符号化されたデータを用いた標準偏差の計算方法で計算してみる。

1．分散

データが平均値からどれだけ離れている集団かを表したのが分散である。データと平均値との差を合計すると±で0になってしまう。そこで差を2乗した合計値が分散である。

分散 (s^2) = Σ(数値d − 平均値x)^2 ÷ (例数n − 1)

例題では　　 s^2 = 1,081,192 ÷ 19

　　　　　　　 = 56904.842

2．標準偏差

分散は、すべての差を2乗して求められたもので、平均値からどれだけの幅にあるかは、分散の平方

根を算出することで求めることができる。この値が標準偏差である。

①標準偏差（SD）＝ 分散の平方根

$$標準偏差（SD）＝\sqrt{\frac{\Sigma 数値^2}{例数-1}}$$

例題では $SD = \sqrt{56904.8}$
        $= 238.547 \fallingdotseq 239$

②符号化されたデータを用いた標準偏差

符号化されたデータより分散を求める。

$$標準偏差（SD）＝\sqrt{\frac{\Sigma 度数\times 階級差^2-例数\times\{\Sigma（度数\times 階級差）\div 例数\}^2}{例数-1}\times 階級間差^2}$$

例題では $SD = \sqrt{\dfrac{52-20\times 0.6^2}{19}\times 150^2} = 230.33 \fallingdotseq 230$

3．変動係数

たとえば、エネルギー摂取量の標準偏差は230kcalだった。ビタミンB_1の標準偏差は0.07mgだった。このように単位の違う2つの標準偏差の、どちらが変動の幅が大きいかを比較することはむずかしい。そこでその変動の幅、つまり標準偏差が平均値の何パーセントにあたるかを求めることで、単位の違ういくつもの変動を比較することができる。このように標準偏差が平均値の何パーセントにあたるかを示した数値を変動係数という。

　　変動係数(V)＝標準偏差(SD)÷平均値(x)×100　　　で求められる。

　例題の変動係数は　　$V = 230 \div 1465 \times 100 = 15.69 \fallingdotseq 15.7（\%）$　　となる。

【 エネルギー摂取量の度数分布により求められる各数値の計算方法の例 】

階級	階級値(Md)	度数(f)	累積度数(f)	相対度数(cumf%)	累積相対度数(cumf%)	階級差Xc	fXc	Xc²	fXc²
1000〜1149	1074.5	1	1	5	5	−2	−2	4	4
1150〜1299	1224.5	3	4	15	20	−1	−3	1	3
1300〜1449	1374.5	8	12	40	60	0	0	0	0
1450〜1599	1524.5	3	15	15	75	1	3	1	3
1600〜1749	1674.5	2	17	10	85	2	4	4	8
1750〜1899	1824.5	2	19	10	95	3	6	9	18
1900〜2049	1974.5	1	20	5	100	4	4	16	16
計		20		100			12		52

LET'S TRY !

実習テーマ：基礎実習で算出した栄養摂取量などを集計して、統計処理を行う。
ねらい：栄養摂取量（P.30）で算出した栄養素のなかから（あるいは他の統計資料などを利用して）、2種類を選びその度数分布表と、ヒストグラムを作成する。
実習の手順：TRY 1　マスメ表を使用して、実態調査で得られた栄養素のうち2種類を選び、度数分布表を作成し、平均値、最小値、最大値、標準偏差、変動係数を求めよう。
　　　　　　TRY 2　TRY 1のデータより、ヒストグラムを作成しよう。

TRY 1　基礎実習で算出した栄養素のうち2種類の度数分布表を作成しよう。

SERECT 1：栄養素名（　　　　　　）

【マスメ表】

最大値：　　　　　　最小値：　　　　　　中央値：

平　均　値＝

標準偏差＝

変動係数＝

STEP 1 　生活についての実態調査

SERECT 2：栄養素名（　　　　　　）

【マスメ表】

最大値：　　　　　　最小値：　　　　　　中央値：

平 均 値＝

標準偏差＝

変動係数＝

TRY 2　TRY 1でのデータより、ヒストグラムを作成しよう。

SERECT 1：栄養素名（　　　　　　　　）
【ヒストグラム】

SERECT 2：栄養素名（　　　　　　　　）
【ヒストグラム】

STEP 2　臨床栄養指導の実際

　健康な対象者に対する栄養指導の実際を、栄養アセスメントの方法から食事計画までの過程をとおして実習してきた。しかし、栄養指導の対象者が健康なものばかりとはかぎらず、むしろ何らかの疾病をもった対象者に対して栄養指導にあたることのほうが多い。健康な対象者に対してさえ正確な実態把握をすることはむずかしくさまざまな方法が試みられている。ましてや対象者に何らかの疾病があるとなればさらに複雑・困難となり、その栄養指導に対しても困難が生じてくる。ここではいくつかの疾病をもつ対象者に対する栄養指導の実際について実習する。

1　臨床栄養指導における栄養アセスメント

　健康な対象者に対する栄養アセスメントは、対象者の健康を維持・増進することを目的としたもので、指導しようとした時点での把握が中心となる。しかし、臨床における栄養アセスメントは、疾病の改善・治癒を目的としている。疾病時における対象者の実態、疾病の状態、改善の可能性など十分に把握しなければ指導につながらないことはいうまでもないが、その指導による状態の変化、効果などつねに確かめておく必要がある。

1　臨床における栄養アセスメントの特徴

　臨床でのアセスメントには、健康者に対する栄養アセスメントに加えて、より十分な実態把握を必要とする。実態調査の時点での対象者の実態が、対象者にとってどのような状態にあたるのか、またどのような状態にまですることが適切なのか、改善の目標をどこにおくのかまで考慮したものでなければならず、その手法もいくつかに区分して考えることが必要であろう。

1．静的アセスメント
　対象者の実態がどういう状態にあるのか、その背景は何か、どこに異常が見られるかなど現時点での実態を把握することを静的アセスメントという。現状を知ることは、治療方針の決定をするうえで欠くことはできない。さまざまな栄養パラメータ（指標）を使って、できるかぎり多くの項目の実態を把握しておくことが必要である。把握したい対象者の実態として次のような項目が考えられる。
　　①身体・生活状況、食物摂取状況、その他生活に関する項目
　　②疾病の種類、疾病の程度、疾病による対象者の状態など

2．動的アセスメント

　疾病の状態がどう変化したのか、栄養指導を実施したことでの栄養状態の変化、病状の改善など変化する状態や実態の把握を動的アセスメントという。臨床栄養指導においては、疾病の状態や身体状況の変化などに応じ適切な指導を必要とする。そのためには、つねに疾病の状態の変化や改善状態、身体状況などを把握することが大切である。把握すべき項目については、静的アセスメントと同様な項目が考えられるが、疾病の種類や状況によっては、疾病にかかわりの大きい項目のみについて実施する場合もある。選択する項目には、変化を見逃すことのないように十分な注意が必要である。

　　①栄養摂取状態：摂取量の変化・摂取方法の変化　など
　　②身体状況：病状・生化学的検査状況・筋力・機能回復状況　など

3．予後判定アセスメント

　疾病の種類によっては、予後の栄養状態や食物摂取状態に影響をおよぼす場合や、日常の栄養状態が回復や予後に影響をおよぼす場合がよくある。とくに外科系の疾患においては、消化管の手術の場合に食物摂取の方法に影響が現れたり、摘出した器官や臓器により消化・吸収に影響がでることは多い。このように予後の推測をするアセスメントが予後判定アセスメントである。

2　栄養パラメータ

1．病的徴候のチェック

　対象者に対する実態把握の方法には数値を使用する場合がほとんどである。しかし、顔・皮膚・唇・まぶたの色や艶、活気や笑顔などの表情のように視診によって把握する方法や、皮膚の張り、しこりなどのようにふれることで把握する方法がある。器具や道具を必要としないもっとも簡便な方法で、かなり多くの実態把握が可能である。また、対象者の訴えや状態を聞きとる問診という方法も大切である。

2．食物摂取状態の把握

　栄養の定義は、食べ物を取り入れて消化し、吸収し、利用して排泄するまでの過程、つまり代謝過程のすべてをいうとある。対象者の身体状況の把握は、対象者の栄養状態の把握といってよいだろう。栄養状態把握のためには食物摂取状況の把握は欠くことはできない。

　把握すべき項目は次のとおりである。

　　①食事内容・量
　　②摂取方法
　　③栄養素等の摂取状況など

3．身体状況の把握

　身体状況を把握するには、基礎実習で学習したようにさまざまな方法がある。計測による方法、生化学検査による方法、測定による方法などさまざまである。

それぞれの方法で把握できる身体状況は次のとおりであるが、詳細については基礎実習のP.14～17を参照されたい。

　①計測による方法：身長、体重、上腕三頭筋部皮厚、上腕筋囲
　②生化学検査による方法：血液検査：血清たんぱく、血清脂質、血糖値、ホルモン、微量栄養素など
　　　　　　　　　　　　　尿検査：クレアチニン、尿素窒素、尿糖、尿たんぱく、血尿など
　③測定による方法：エネルギー代謝量、筋力、肺活量、心電図など

3　アセスメントに対する評価

1．健康状態に対する評価

　対象者の身体状況を客観的に評価するもっとも一般的な評価といえる。視診・触診による病的徴候、食事摂取方法・食事摂取量・食事内容などによる食物摂取状況、身体計測による変化、血液・尿などの検査データの変化、計測・生化学検査・測定などの方法で、対象者の身体状況を客観的に把握することで評価しようとするものである。各種の栄養パラメータがどのように改善されているか、どのような変化が見られるかにより評価するものである。

2．対象者のQOLに対する評価

　指導の目的の第1は対象者の生活の質（QOL）を向上させることにある。健康状態の改善はQOLの向上につながることはいうまでもない。しかし、健康状態に大きな改善が見られなくても対象者にとって生活への満足感、生きる意欲・喜びにつながるようなものであれば、十分に評価できるアセスメントといってよいだろう。評価は対象者の主観的観点から、生活していくうえでの満足感という視点で行うことも大切である。

3．指導者側に対する評価

　指導者に対する評価は、対象者の健康状態およびQOLにつながるものであれば評価に値することになる。しかし、対象者の健康状態やQOL改善の裏に、対象者への接し方、対象者自らの改善意欲への導入、対象者に対する強制の有無、継続への可能性など指導するうえでの十分な配慮がなされているか、よりよい指導方法はないかなど、対象者の反応や実施状況をとおし、つねに見直すことが必要である。また、指導者側の労力的・経済的負担に無理はないかという点にも評価は必要であろう。

4．再アセスメントの必要性

　さまざまな点での評価をとおしてアセスメントの有効性・効果を確認する。有効性・効果の確認ができた事柄に関してはさらなる目標に向かってのアセスメントへ、有効性・効果があまり認められない事柄に対しては再度アセスメントの内容・方法を見直し、有効性・効果が期待できるようなアセスメントへと進めるべきである。栄養指導の進め方の基本である「アセスメント→計画→実施→検証→改善→計画」の繰り返しにより、対象者の疾病の改善やQOL向上へとつなげていきたい。

2 糖尿病患者に対する栄養指導

1 糖尿病栄養指導の重要性

1. 糖尿病栄養指導の特性と目的

糖尿病は、遺伝的素因や細菌感染などが原因で発症する病気であるが、多くは生活習慣、とくに食習慣が誘因で発症する場合が多い。糖尿病の治療といっても糖尿病自体を治すことはむずかしく、病状をおさえ、いろいろな合併症（網膜症、腎症、神経障害、動脈硬化症など）を予防することに重点がおかれる。そこで生涯にわたって適正な治療を続けることが必要であり、健康で充実した人生を送り、寿命をまっとうできるようにすることが目的となる。

糖尿病治療の基本をまとめると以下のとおりである。
　①食事療法：治療の基本となる
　②運動療法：食事療法の効果をあげる
　③薬物療法：食事療法のみでは治療が不可能な場合において、補助する

2. 糖尿病栄養指導の必要性と配慮点

糖尿病にとって食事療法はどのような状態であっても、かならず実施しなければならない治療法であり、生涯にわたって実施しなければならない。そのためには次のような点に配慮し、無理なく上手に日常生活の一部として続けていく必要がある。
　①日常生活のなかで無理なく実施できる
　②長期間継続が可能である
　③特別なものではなく家族と共有できる

2 糖尿病栄養指導の方法

糖尿病ははっきりとした自覚症状がないことが多い。そこで、治療に対する重要性や必要性に対する認識が薄くなりがちである。ましてや日常欠くことのできない食事や生活が治療の基本となり、生活のなかでの楽しみの１つである食事コントロールの必要性も手伝ってなかなか実行できず、継続できないでいる患者は多い。しかし、食事療法なしでは病状の悪化を招き、合併症の危険性も大きくなる。さまざまな方法を使って重要性を認識してもらい、患者に合った実行しやすい方法で実施できるように指導することが必要である。

糖尿病の指導は、集団指導と個人指導をうまく組み合わせて十分な効果があがるように行うことが有効である。

1. 集団指導

糖尿病にかぎらず、病気を伝えられたときには誰でも不安をもちやすい。集団指導は、自分だけでは

ないという仲間意識や、お互いに励ますことでうまく食事コントロールが行えたことに対する喜びや、苦痛を乗り切る励みにもなり有効な方法といえる。とくに糖尿病のようにあまり自覚症状のない、日常生活を続けながらの治療には有効である。そこで、集団指導の場や特徴について学習する。

(1) 糖尿病教室

糖尿病教室とは、糖尿病とはどういう病気で、どういう治療が必要なのか、どのような方法で実施することが必要かなど医療スタッフがチームを組み、カリキュラムにのっとって学習したり、実習するというものである。

(2) 病棟の食事場面での指導

糖尿病の入院には、教育入院といわれる、食事療法や日常生活でのコントロールの仕方を覚えてもらうための入院がある。病院で提供される食事はそのための媒体であり、もっとも大切な教育資料といってよい。現物である食事を資料として使用する指導は有効で、食事場面での指導は共食することの楽しさも手伝って効果の上がる方法といえる。

(3) 集団指導におけるメリットとデメリット

集団指導にはさまざまな場や方法・手段があり、その有効性についてふれてきた。しかし、集団指導にも有効な面ばかりでなく、対象者の把握や対象者への適応、個人差への配慮など問題点も多く、限界もある。集団指導のメリット・デメリットを知り、上手に活用したいものである。

【メリット】
①自分一人ではないという安心感とやる気
②一緒に治療を行う励み
③理解不足でも確認の機会が多い（指導スタッフ、患者同士）

【デメリット】
①個々の病状にあった指導がむずかしい
②個々の理解度や意欲に応じた指導がむずかしい
③患者の食生活をはじめとする生活の実態に即した指導がむずかしい

2．個人指導

栄養指導は、対象者個々に応じて内容にも方法にも違いがあり、個々に応じて行う必要性は大きい。糖尿病患者にあっても食生活の違いや生活習慣の違いに合わせたもののほうが、実行されやすく継続もされやすい。ここでは、個人指導の場や特徴について学習する。

(1) 栄養相談

食生活のあり方、食物摂取に関して疑問や相談に応じようとするものである。対象者からの働きかけによってなされることが多く、疾病の悪化した人の改善や、問題解決のむずかしいときには使用されない。次のような場面で行われることが多い。

①検診時
②人間ドック受診時
③外来患者

(2) カウンセリング

問題点を明確にして動機づけをすることで問題解決をしようとする手法である。糖尿病患者にあっては、なかなか実行に移せない患者、なかなか改善のみられない患者などに行うことが多い。次のような場面で行われる。

　①繰り返しの外来患者
　②入院患者
　③教育入院時

(3) 個人指導のメリットとデメリット

個人指導には、対象者個人に応じて実行できるため多くのメリットがある。しかし、個人指導にもマイナス面はいくつか考えられる。メリットとデメリットを知り、集団指導とあわせ、よりよい方法を選択し指導の効果をあげるように工夫することが必要である。

【メリット】
　①患者個人に合った指導が可能
　②患者個人の実施状況をふまえた指導が可能
　③実施状況の把握が容易

【デメリット】
　①病気に対する不安発生の危険性
　②指導の実施に関する不安発生の危険性
　③他との比較が行いにくいため効果の認識に対する不安発生の危険性

3　「糖尿病食事療法のための食品交換表」使用法の指導

糖尿病の食事療法は、患者自身が自ら食事管理を行うことが基本である。栄養学も食品学もほとんど認識していない一般の人が、突然糖尿病と告げられて、その日から食事療法が必要となったときに、すぐ実行できるようにとさまざまな方法が試みられている。

「糖尿病食事療法のための食品交換表」も、患者自らが、適正な量で栄養のバランスのよい食事を手軽にできるように、日本糖尿病学会で考案されたものであり、指導媒体の一つである。指導媒体として使用することの多い「糖尿病食事療法のための食品交換表」の使い方について学習する。

1. 糖尿病食事療法のための食品交換表

日常食べている多くの食品を、おもに含まれる栄養素およびエネルギーの量が近くなるように表1～表6および付表にグループ分けしたものである。同じ表に含まれる食品は含まれる栄養素もエネルギーも近いため、同じ表中のどの食品を選んで食べてもほぼ栄養素等の摂取量が一定となるように工夫されている。むずかしいといわれる糖尿病の食事コントロールが簡単に行えるように考えられたものである。（第7版日本糖尿病学会編「糖尿病食事療法のための食品交換表」参照）

2. 1単位80kcalの理由

食品交換表では、体のなかで80kcalのエネルギーを生じる食品の量を1単位と呼んでいる。80kcalを1単位と決めたのは、日常よく使う1回量が80kcal前後になる食品が多いからである。たとえば、卵小1個は1単位、白身の魚1切れが1単位、6枚切り食パン1枚が2単位とわかりやすい。

3. 食品の各表への分類と配分

分類された6つの食品群（6つの表）には、おもに炭水化物を含む表1の食品（穀類、いも類、大豆を除く豆類など）と表2の食品（果物）、おもにたんぱく質を含む表3の食品（魚介類、肉類、卵、大豆・大豆製品など）と表4の食品（乳・乳製品）、おもに脂質を多く含む表5の食品（油脂類）、おもにビタミン・ミネラルを多く含む表6の食品（野菜類）と6つの食品群には区分できない調味料や嗜好食品などがある。どの食品がどの表に分類されているのか、また1単位の量はどのくらいかなどよく知っておくことが必要である。

患者の持参した献立を各食品群に分類し、摂取量が何単位にあたるかを知ることで、おおよその患者の食事のバランス、食物摂取量、指示エネルギーをはじめとする指示栄養素量の充足状況まで把握することができるのである。患者の持参した献立をもとに単位配分をし、指導の指標とすることが多いため、さまざまな献立で、その配分の仕方、単位量などの把握方法を、繰り返し実習しておくことが必要である。

4. 各表への単位配分

糖尿病の栄養指導をする場合には、患者の持参した献立から実態把握をすることも必要であるが、医師の指示エネルギーを、患者の食生活や食習慣に合わせて、バランスのとれた食物摂取が可能なように、単位配分をすることも栄養士には要求される。糖尿病患者のように、摂取エネルギーにコントロールの必要な場合には、摂取した食物を無駄なくすべて利用できるような配分が必要である。そのためには、基礎実習で学んだ各栄養素のエネルギー比率、たんぱく質の質、脂質の質、代謝に必要なミネラル・ビタミンの量などを十分考慮した配分としなければならない。

5. 各表から1日に摂取できる食品の目安量と献立作成

各表へ配分した単位数にあわせて1日に摂取できる食品の量、それを使用した献立例などを具体的に患者に指導する。指導に際しては、配分した各表の食品量を使い切るような献立例を示し、その使い方までを指導する必要がある。また、患者ができるだけ日常の食事の内容を変えることなく、また家族と同じ食事を続けることができるように、患者の持参した献立を配分量にしたがって変換するような指導も有効である。入院患者や、教育入院患者にあっては、病院で提供される一般食をどのように変換することで、指示エネルギーに合うような食事となっているか、どのように工夫されているかを示すことも大切な指導法といえる。

病院での一般食献立を指示エネルギーに合った献立に変換することで、変換した食事が無理なく摂取できるものかどうかを確認してみたい。次ページに1例を示したので、参考にしてほしい。

【 糖尿病患者の献立変更例 】（20単位炭水化物60％の例）

区分	献立名	食品名	摂取量(g)	表1	表2	表3	表4	表5	表6	付表	献立・使用食品変換
朝食	ごはん	飯	210	4.2							①表1の14.1単位を10単位に調整する。（−4.1単位）
	みそ汁	三つ葉	5						※		・主食の飯210g（4.2単位）を150g（3単位）にすることで、1食−1.2単位、3食で −3.6単位
		豆腐	40			0.4					
		みそ	10							0.25	・その他飯以外で0.5単位の調整が必要である
	おとし卵	卵	50			1.0					
		しょうゆ	3								・昼食のぶりを60gにすることで小麦粉の使用が4gとなり −0.05単位
		みりん	3							0.1	
		だし汁	3								・夕食の味噌汁のじゃが芋を盛り付けるときに半量にすることで −0.15単位
	ごま和え	青菜	40						※		
		もやし	30						※		・夕食の煮物鉢のかぼちゃをこんにゃくに変更することで −0.3単位
		いりごま	2					0.13			
		砂糖	3							0.15	計 −4.1単位
		しょうゆ	4								
	牛乳	牛乳	200				1.7				②表2の調整をする（＋1単位）
	漬け物	きゅうり	20						※		・昼食が単位不足なので果物1単位分を追加する
		塩	0.2								計 ＋1単位
昼食	ごはん	飯	210	4.2							③表3の5.35単位を4.5単位に調整をする（−0.85単位）
	魚の鍋照り	ぶり	80			2.7					
	（付け合わせ）	小麦粉	5	0.25							・朝食のみそ汁の豆腐の量を25gに変更することで −0.15単位
		しょうゆ	8								
		みりん	5							0.14	・昼食のぶりを60gに変更することで −0.7単位
		酒	4							0.05	
		砂糖	3							0.15	計 −0.85単位
		油	2					0.2			
		ブロッコリー	40						※		④表4の1.7単位を1.5単位に調整する（−0.2単位）
		しょうゆ	2								
		ねりがらし	0.5								・牛乳の量をコップ1杯(180cc)とすることで −0.2単位
		トマト	45						※		
	炒りなます	にんじん	15						※		計 −0.2単位
		レンコン	30	0.25							
		大根	20						※		

区分	献立名	食品名	摂取量(g)	表1	表2	表3	表4	表5	表6	付表	献立・使用食品変換
昼食	(炒りなます)	こんにゃく	40								⑤表5の1.2単位を1単位に調整する（−0.2単位）
		ごま油	1					0.1			・朝食の胡麻和えをおひたしに変更することで
		しょうゆ	4								−0.13単位
		酢	4								・表1、表3の単位調整でぶりの鍋照りのぶりの量を減量したことによる油の減少で
		みりん	3							0.1	−0.07単位
		いりごま	1					0.07			計　−0.2単位
	漬け物	たくあん	10						※		
夕食	ごはん	飯	210	4.2							
	みそ汁	わかめ	1.5								⑥表6の1.17単位は1.2単位で調整の必要はない
		じゃがいも	30	0.3							
		みそ	10							0.25	
	鶏ささみのからし揚げ	鶏ささみ	60			0.75					⑦付表・調味料の1.56単位を0.8単位に調整する（−0.76単位）
		ねりからし	4								・朝食のみそ汁をすまし汁にすることで
	(塩もみ)	しょうゆ	4								−0.25単位
		酒	4							0.05	・朝食のおとし卵の味をしょうゆとだし汁のみにすることで
		でんぷん	8	0.4							−0.1単位
		揚げ油	7					0.7			・朝食の胡麻和えをおひたしに変更したことで
		きゅうり	20						※		−0.15単位
		キャベツ	20						※		・昼食の鍋照りのみりんを6gとし砂糖を省くことで
		にんじん	5						※		−0.02単位
		塩	1.3								・夕食の煮物鉢の味付けの砂糖、みりん、酒をすべてみりんに置き換えることでみりんを6gとして
	煮物鉢	にんじん	40						※		
		タケノコ	30						※		
		かぼちゃ	30	0.3							
		さやいんげん	10						※		−0.24単位
		がんもどき	20			0.5					計　−0.76単位
		砂糖	4							0.2	
		しょうゆ	7								
		酒	2							0.03	
		みりん	3							0.09	
単位計				14.1	0	5.35	1.7	1.2	※1.17	1.56	
指示単位				10.0	1	4.5	1.5	1	1.2	0.8	

※）表6の単位数は微量なためそれぞれ※印で示す。表6は1単位300gなので1日分の摂取量の合計から、この献立では1.17単位となる。

LET'S TRY!

実習テーマ：「糖尿病食事療法のための食品交換表」を理解し、指導する。
ねらい：糖尿病患者の持参した献立例を各表に分類し、献立の単位数を把握できる。また、献立を変更することができる。
実習の手順：TRY 1　糖尿病患者の持参した献立例を各表に分類し、献立の単位数を把握しよう。
　　　　　　TRY 2　既存の献立を各表へ単位を配分し、献立を実際に変更しよう。

TRY 1　糖尿病患者の持参献立例を各表に分類し、単位数を把握しよう。

区分	献立名	食べた量	食品名	摂取量(g)	表1	表2	表3	表4	表5	表6	付表	備考
朝食	トースト(バター付き)	厚切り2枚										
	コーヒー(ミルク・砂糖入り)	1カップ										
	ハムエッグ	1皿										
	コールスローサラダ	1皿										
昼食	ポークカレー	1皿										

区分	献立名	食べた量	食品名	摂取量(g)	表1	表2	表3	表4	表5	表6	付表	備考
(昼食)	福神漬け	漬け物皿1皿										
	生野菜	1皿										
夕食	ごはん みそ汁	茶碗2杯 汁碗1杯										
	鯖のみそ煮	1切れ										
	おひたし	小皿1皿										
	酢の物	小鉢1皿										
		単位計										

TRY 2 各表へ単位を配分し、献立を実際に変更しよう。

区分	献立名	食品名	摂取量(g)	表1	表2	表3	表4	表5	表6	付表	献立・使用食品変換
朝食	ごはん	飯	210								
	みそ汁	長ねぎ	15								
		豆腐	40								
		みそ	10								
	オムレツ（千切りキャベツ・トマト）	卵	50								
		玉ねぎ	15								
		豚挽肉	10								
		塩	0.2								
		こしょう	少々								
		油	2								
		トマトケチャップ	5								
		キャベツ	20								
		トマト	20								
	ほうれん草ソテー	ほうれん草	70								
		コンソメスープの素	1/6								
		油	1.5								
	牛乳	牛乳	200								
	漬け物	たくあん	10								
昼食	ごはん	飯	210								
	豚肉の角煮と野菜の甘煮	豚バラ肉	70								
		大根	50								
		タケノコ	25								
		干し椎茸	2								
		じゃがいも	30								
		にんじん	25								
		ししとう	10								
		砂糖	3								
		しょうゆ	7								
		こしょう	少々								
		にんにく	1								
		だし汁	50								
	月見いも	長いも	100								
		うずら卵	10								

区分	献立名	食品名	摂取量 (g)	表1	表2	表3	表4	表5	表6	付表	献立・使用食品変換
昼食	(月見いも)	青のり	0.2								
		しょうゆ	6								
		ねりわさび	1								
	漬け物	きゅうり	20								
		塩	0.6								
夕食	ごはん	飯	210								
	みそ汁	青菜	15								
		じゃがいも	30								
		みそ	10								
	天ぷら (天つゆ)	大正えび	25								
		キス	30								
		なす	15								
		ピーマン	12								
		かぼちゃ	20								
		小麦粉	10								
		卵	5								
		揚げ油	10								
		しょうゆ	6								
		みりん	6								
		砂糖	1								
		だし汁	30								
		大根	30								
		しょうが	5								
	五目豆	大豆(乾)	10								
		にんじん	15								
		レンコン	20								
		こんにゃく	30								
		昆布	5								
		さやいんげん	10								
		砂糖	3								
		みりん	3								
		しょうゆ	6								
	単位計										
	指示単位			10.0	1	4.5	1.5	1	1.2	0.8	

3 腎臓病患者に対する栄養指導

1 腎臓病栄養指導の重要性

腎臓病は、病気の種類や進行度によって症状の現れ方にも大きな違いがある。病気の進行度や症状に応じて、そのつど配慮しなければならない栄養素の種類や量に違いがあり、指導の内容も違ってくる。腎臓病患者への栄養指導では、対象者の症状に応じた指導を行うことが重要で、それぞれの症状を的確につかんでおくことが必要である。

腎臓の機能や、配慮を要する栄養素、なぜ配慮する必要があるのか、コントロールがうまくいかないと病状にどんな影響をおよぼすのかなど、十分に知ったうえで指導にあたらなければならない。

2 腎臓病で配慮を要する栄養素

腎臓病患者に対して、配慮を要する栄養素、またそれらの配慮点は次のとおりである。

①たんぱく質

たんぱく質は多くのアミノ酸が集まって構成されている。アミノ酸の代謝過程では脱アミノが行われる。脱アミノされたアミノ基はアンモニアとして腎臓から体外に排泄される。アンモニアの排泄量が多くなることは、腎臓に大きな負担となる。そこで摂取源であるたんぱく質量の調整が必要となる。

②エネルギーの確保

1日に消費するエネルギーに見合っただけのエネルギーの補給がなければ、貯蔵したグリコーゲンが利用される。しかし、グリコーゲンの量はわずかで、不足分は体内のたんぱく質をエネルギー源として使ってしまう。たんぱく質をエネルギー源として利用するには、たんぱく質を摂取したときと同様、たんぱく質の代謝が起き、アンモニアを排泄しなければならなくなる。十分なエネルギーの補給がなければ、腎臓の負担は大きくなることになる。そのため十分なエネルギー補給が必要となる。

③塩分・ナトリウム

腎臓の機能には水分の調整作用がある。水分調整に関係の深いミネラルが、ナトリウムとカリウムである。細胞膜は半透膜で水のみを通す。細胞内液にはカリウムが存在し、細胞外液にナトリウムが存在する。両方の濃度を一定にするために、水が半透膜を出入りするようになっている。ナトリウムを多く摂取すると排泄のため腎臓の負担が大きくなる。そのため塩分の調整が必要となる。

④水分とカリウム

水分調整にかかわるミネラルがナトリウムとカリウムであることは前項で説明した。細胞膜が半透膜として機能をしていれば、水のみの出入りで調整が可能なため、水や細胞内に存在するカリウムの調整は必要ない。しかし、細胞膜に半透膜の機能が失われてしまうと細胞外にカリウムが出て、高カリウム血症を起こす。そこでカリウムの量の調整の必要性が生じる。また、水分調整もうまくいかなくなるので水分に対する調整も必要になる。

3 腎臓病栄養指導の進め方

1．腎臓機能の説明
　食事療法の必要性を理解して実行してもらうためには、何のために食事療法を必要とするのかを理解して臨むほうが実行しやすい。そのためには、腎臓の体内での働きを十分に知っておく必要がある。腎臓の機能である、排泄機能、再吸収機能、水分調整機能などを説明し、どこにどのような障害があるのか、現在の腎臓の状態はどのような状態にあるのかを理解してもらったうえで、どのような食事療法が必要なのかを指導するほうが、食事療法に積極的に取り組む心構えを導きやすい。

2．食事療法の必要性
　腎臓の機能を理解したうえで、なぜ腎臓病には食事療法が必要なのか、食事療法を怠ると病状にどのような影響が現れるのかを指導することが必要である。腎臓疾患では、病状や症状によって調整する栄養素の種類や量が常時変化する。たんぱく質は体構成成分で欠くことのできない栄養素である。急性期には腎臓への負担を中心に考慮すべきであり、安定してくれば充足することを中心に考えなくてはならず、まさに保護と必要性との天秤である。患者の状態にはつねに注意をはらう必要がある。

3．腎臓病食品交換表
　腎臓病の治療食の基本は、「たんぱく質」「エネルギー」「食塩」「水分」の調整である。とくに急性腎炎の急性期や腎不全の治療食は、たんぱく質の摂取量を腎臓の働きに合わせて調整するとともに、十分なエネルギーをとることが必要で、食品の選び方や料理法についていろいろと工夫しなければならない。食事療法の複雑な条件のもとで、状態に応じたたんぱく質の摂取とエネルギー確保を可能とするために工夫されたものが腎臓病食品交換表である（黒川清監修　中尾俊之他編「第8版腎臓病食品交換表」参照）。

（1）考案の基礎
　日常に使用される多くの食品を、たんぱく質を含む食品と含まない食品に分類し、たんぱく質の含有量とエネルギーを考慮し、たんぱく質を含む食品をさらに主食となる食品、副食・デザートとなる食品、副食・つけ合わせとなる食品、副食のメインとなる食品の4グループに、含まない食品を砂糖を中心としたグループと油脂の2グループの6グループに分類している。

（2）1単位たんぱく質を3gとした理由
　腎臓病食品交換表ではたんぱく質3gを1単位として基準としている。できるだけ誤差が少なく、計算しやすい数値を基準にすることが望ましく、そのため3gを基準として用いている。

（3）単位の数え方と食品の各表への分類
　医師の指示によるたんぱく質量を表1～表4までのたんぱく質を含む食品のグループに配分し、配分した食品から得られるエネルギーの量と指示エネルギーの差を表5・表6に配分する。

（4）各表への単位配分と使い方
　指示栄養量を腎臓病食品交換表の各表に配分する手順について、理解しておかなければならない。
　エネルギー2000kcal、たんぱく質45g、塩分6gの場合、つまり、2000kcal、15単位の各表への配

分を例に説明していく。

　　①たんぱく質を含む食品の配分

表1〜表4までのたんぱく質を含む食品で15単位を配分する。

　　②たんぱく質を含む食品からのエネルギーの算出

1単位　表1・表2：150kcal
　　　　表3　　　：50kcal
　　　　表4　　　：30kcal　のエネルギーが含まれる。

表1・表2により多くの単位配分ができれば、エネルギー確保は容易になる。

しかし、表4があまり少ないと、さみしい食卓となってしまい食欲がわかず、全量摂取が不可能となっては逆にエネルギーは確保されない。

　　③主食の単位配分

主食として摂取可能な量を単位に置き換える。軽くごはん茶碗に2杯250gのごはんを食べることが可能であれば、表1には6.3単位が配分可能となる。そのほか小麦粉・パン粉・マカロニなどで0.5単位摂取するとすると表1では6.8単位となる。

　　④副食・デザートの単位配分

表2はいもと果物それぞれ100〜150g食べるとすると1単位を配分できる。

　　⑤副食・付け合わせの単位配分

野菜を300g摂取すると表3は1.6単位となる。

　　⑥副食のメインの単位配分

表4は残りの5.6単位を設定することが、もっとも摂取可能な量で、エネルギーを高く設定できることになる。

　　⑦表1〜表4からのエネルギーの算出

表4までに摂取できるエネルギーを計算する。

　　　　　表1　6.8単位×150kcal＝1020kcal
　　　　　表2　1　単位×150kcal＝　150kcal
　　　　　表3　1.6単位× 50kcal＝　 80kcal
　　　　　表4　5.6単位× 30kcal＝　168kcal
　　　　　計　15単位　　　　　　1418kcal

　　⑧不足するエネルギーの算出

不足のエネルギーを算出する。

　　　　　2000kcal − 1418kcal ＝ 582kcal

　　⑨不足エネルギーの配分

不足のエネルギーをたんぱく質を含まない表5と表6に分配する。

　　　　表5　1g：4kcal　砂糖を40g使用すると40×4＝160kcal　50gでは50×4＝200kcal
　　　　表6　1g：9kcal　油で（582kcal−160kcal）÷9≒47g　（582kcal−200kcal）÷9≒42g

各人の摂取しやすいように設定する。

4．特別用途食品について

　毎日の食事は、特別な食品を使用することなく通常の食材料を使って作成することが望ましい。しかし、腎臓病の食事療法を進めるうえで苦労することは、たんぱく質の量が押さえられているため、副食のメイン料理の量がかぎられる。そのため、ごちそう感にかけ、満足が得られないことが多く、そのうえ、エネルギーを十分に確保する必要性から、砂糖や油脂類の使用量が多くなるために、調理法が画一化しやすく継続が困難なことになる。そこで、できるだけ一般食に近い摂取が可能となるように特殊な食品が工夫されている。具体的には次のようなものがある。

　　①エネルギー調整用食品
　　　　　　粉飴、でんぷん米など
　　②たんぱく質調整用食品
　　　　　　低たんぱくごはん、低たんぱくパン、低たんぱくめん、低たんぱく小麦粉など
　　③食塩調整用食品
　　　　　　減塩しょうゆ、減塩みそなど
　　④リン・カリウム調整用食品

5．食欲増進のための減塩の工夫

　腎臓病の食事療法では、たんぱく質を制限したうえにエネルギーを確保したい。しかも減塩に努めなくてはならず、減塩でありながら食欲を増すための工夫は重要となる。できるだけ舌で感じる塩分を確保しながら、実際に摂取する塩分の量を押さえるための工夫が食欲を減らさないために必要となる。その方法にはいろいろ考えられるが、そのいくつかの例を示すことにする。

　　①味をしみこませず、表面に塗布する方法での調理法
　　②酸味の利用
　　③香りの利用
　　④うまみの利用
　　⑤香ばしさの利用
　　⑥化学調味料への配慮
　　⑦魚肉練り製品、ハム類などの塩分含有量への配慮
　　⑧かけじょうゆの工夫など

6．各表から1日に摂取できる食品の目安量と献立作成

　病院の一般食の献立を腎臓病食品交換表の各表に分配し、指示どおりの配分となるように献立を変更してみることで腎臓病患者に対して指導するときの実習としたい。

　次ページに摂取エネルギー2000kcal、たんぱく質45g（15単位）に変更した例を示すので、参考にしてほしい。

【 腎臓病患者の献立変更例 】

区分	献立名	食品名	摂取量(g)	表1	表2	表3	表4	表5	表6	献立・使用食品変換
朝食	ごはん	飯	250	2.1						①たんぱく質を多く含む表4の15.5単位を5.6単位に調整をする（−9.9単位）（表4の調整は、単位を大幅に減らすため、使用しなくても料理としてあまり変化しないものを省くように配慮する）・朝食のみそ汁を省くことで −1.3単位 ・朝食の納豆を2/3の量にし、混ぜる野菜を大根にすることで −0.7単位 ・朝食のマカロニサラダの卵を省くことで −0.4単位 ・朝食の牛乳を牛乳65ccのミルクティーに変更することで −1.5単位 ・昼食のビーフカレーの牛肉を20gに減量することで −1.0単位 ・昼食のビーフカレーの粉チーズ・牛乳を省くことで −0.5単位 ・昼食のサラダのゆで卵を省くことで −1.0単位 ・夕食のみそ汁を省くことで −0.4単位 ・夕食の鯖のみそ煮を竜田揚げに変えみそを省き、さらに鯖を半量とすることで −3.1単位 計 −9.9単位 ②表1は指示単位どおりのため変更なし ③表2の0.4単位を1.0単位に調整をする（＋0.6単位）・朝食のみそ汁を省いた分の料理数確保として、朝食に果物0.3単位をつけることで ＋0.3単位 ・夕食のみそ汁を省いたことで、具のさといも分 −0.2単位 ・夕食のみそ汁を省いた分の料理数確保として「リンゴとさつまいもの重ね煮」
	みそ汁	さやえんどう	15			※				
		豆腐	40				0.9			
		みそ	10				0.4			
	高菜納豆	納豆	40				2.0			
		高菜漬け	15			※				
	マカロニサラダ	にんじん	20			※				
		きゅうり	20			※				
		キャベツ	20			※				
		卵	10				0.4			
		マカロニ	7	0.1						
		マヨネーズ	10						7	
		塩	0.2							
		こしょう	少々							
	牛乳	牛乳	200					2.2		
	漬け物	たくあん	10			※				
昼食	ごはん	飯	250	2.1						
	ビーフカレー	牛肉	40				2.0			
		じゃがいも	30		0.2					
		にんじん	20			※				
		玉ねぎ	50			※				
		冷グリンピース	7			※				
		粉チーズ	2				0.4			
		カレールー	18	0.4					9	
		にんにく	0.5			※				
		牛乳	10				0.1			
		トマトケチャップ	1							
		ソース	1							
		塩	0.2							
		油	3						3	
		チャツネ	2							

区分	献立名	食品名	摂取量(g)	表1	表2	表3	表4	表5	表6	献立・使用食品変換
(昼食)	(ビーフカレー)	ローリエ	少々							(以下材料)を追加することで さつまいも 75g ＋0.3単位 リンゴ 75g ＋0.1単位 レモン 10g ＋0.01単位 レーズン 10g ＋0.1単位 (砂糖 15g 表5に加算) (バター 10g 表6に加算) ＋0.5単位 計 ＋0.6単位
	漬け物	福神漬け	10			※				
	ゆで卵と ゆで野菜の サラダ	ゆで卵	25				1.0			
		にんじん	20			※				
		キャベツ	25			※				
		ブロッコリー	30			※				
		わかめ	1							
		ホールコーン	20			※				④表3の2.3単位を1.6単位に調整をする(－0.7単位) ・野菜の種類による差が大きいため野菜の種類を変えることで対応する 計 －0.7単位
		マヨネーズ	10						7	
		しょうゆ	3							
夕食	ごはん	飯	250	2.1						
	みそ汁	長ねぎ	10			※				⑤表5の5gを40gに調整する(＋35g) ・表4の調整で、夕食の鯖のみそ煮を竜田揚げに変更したことで、砂糖が省かれ －5g ・夕食の鯖のみそ煮を竜田揚げに変更したことで、でんぷん分 ＋10g ・夕食に重ね煮をつけることで砂糖の追加 ＋15g ・夕食のからし和えをごま和えに変更し、ごま和えの砂糖の追加 ＋5g ・朝食の牛乳をミルクティーに変更したことで ＋10g 計 ＋35g
		さといも	25		0.2					
		みそ	10				0.4			
	鯖のみそ煮	鯖	80				5.3			
		しょうゆ	3							
		みそ	10				0.4			
		砂糖	5					5		
		酒	6							
		水	15							
		しょうが	5			※				
	とう菜 の からし和え	とう菜	70			※				
		しょうゆ	3							
		みりん	2							⑥表6の26gを47gに調整する(＋21g) ・夕食に重ね煮をつけることでバターの追加 ＋10g ・夕食のみそ煮を竜田揚げに変えたことで揚げ油分 ＋5g ・昼食のビーフカレーのチーズや牛乳を抜いたことで、こくのなさを生クリーム15gで補い (油換算で)＋6g 計 ＋21g
		ねりからし	0.7							
		だし汁	3							
	なめこ おろし	大根	30			※				
		なめこ	40							
		しょうゆ	5							
		みりん	5							
	単位計			6.8	0.4	※2.3	15.5	5(g)	26(g)	
	指示単位			6.8	1.0	1.6	5.6	40(g)	47(g)	

※)表3の単位数は微量なためそれぞれ※印で示す。表3は1単位約190gなので1日分の摂取量の合計から、この献立では2.3単位となる。

LET'S TRY！

実習テーマ：腎臓病の食品交換表を理解し、患者に指導する。
ね ら い：単位数の読み替えと各表の摂取しやすいような配分をすることができ、病院の一般食を腎臓病食品交換表の各表に分配し、指示どおりの配分に献立を変更することができる。
実習の手順：TRY 1 〈SAMPLE〉に習って、指示栄養量を腎臓病食品交換表の単位数に読み替えてみよう。
　　　　　　TRY 2 〈SAMPLE〉に習って、不足のエネルギーをたんぱく質を含まない表5・表6に配分してみよう。
　　　　　　TRY 3 病院の一般食を腎臓病食品交換表の各表に分配し、指示どおりの配分に献立を変更してみよう。

TRY 1　〈SAMPLE〉に習って腎臓病食品交換表の単位数に読み替えてみよう。

TRY 1 〈SAMPLE〉

指示栄養量を腎臓病食品交換表の単位数に読み替えよう。

エネルギー 2000 kcal　　　たんぱく質 45 g　　　塩分 6 g の指示の場合

| 2 0 0 0 | (kcal) |　　| 1 5 | (単位) |　　| 6 | (g) 指示 |

(45 g ÷ 3 g = 15)

TRY 2　〈SAMPLE〉に習って不足のエネルギーを表5・表6に配分してみよう。

TRY 2 〈SAMPLE〉

2000 kcal、たんぱく質 45 g の指示を各表に配分してみよう（P.132 参照）。

	表1	表2	表3	表4	表5	表6
指示単位数（単位）	6.8	1	1.6	5.6	（40 g）	（47 g）
エネルギー（kcal）	1020	150	80	168	160	422

TRY 1 〈EXERCISE〉

〈SAMPLE〉に習って、次の指示栄養量を腎臓病食品交換表の単位数に読み替えよう。

エネルギー 1900kcal　　　たんぱく質50g　　　塩分6gの指示の場合

| 1 9 0 0 | (kcal) 　　| ☐ |(単位)　　| ☐ |(g) 指示

(　g ÷ 　g = 　)

TRY 2 〈EXERCISE〉

1900kcal、たんぱく質50gの指示を各表に配分してみよう。

	表1	表2	表3	表4	表5	表6
指示単位数（単位）						
エネルギー（kcal）						

TRY 3 単位配分した1900kcal、たんぱく質50gで献立変更をしよう。

区分	献立名	食品名	摂取量(g)	表1	表2	表3	表4	表5	表6	献立・使用食品変換
朝食	ごはん	飯	250							
	みそ汁	貝割れ大根	15							
		豆腐	40							
		みそ	10							
	塩ます (大根おろし)	塩ます	60							
		大根	30							
		しょうゆ	1							
	野菜のナムル	ほうれん草	20							
		キャベツ	30							
		もやし	20							
		生椎茸	5							
		塩	0.3							
		しょうゆ	2							
		砂糖	1							
		酒	4							
		ごま油	1							
	牛乳	牛乳	200							
	漬け物	たくあん	10							
昼食	ごはん	飯	250							
	コロッケ (千切りキャベツ・トマト添え)	豚挽肉	30							
		じゃがいも	35							
		にんじん	12							
		玉ねぎ	12							
		ポテトフレーク	6							
		塩	0.3							
		こしょう	少々							
		砂糖	1.5							
		卵	6							
		小麦粉	5							
		パン粉	10							
		揚げ油	10							
		キャベツ	25							

区分	献立名	食品名	摂取量(g)	表1	表2	表3	表4	表5	表6	献立・使用食品変換
（昼食）	（コロッケ）	トマト	30							
		ソース	6							
	おろし和え	大根	40							
		にんじん	15							
		きゅうり	20							
		ミカン（缶）	15							
		リンゴ	20							
		レーズン	3							
		砂糖	3							
		酢	1.5							
		塩	0.3							
	かぶ漬け	かぶ	20							
		塩	0.6							
夕食	ごはん	飯	250							
	みそ汁	シジミ	10							
		みそ	10							
	福袋のうま煮	油揚げ	20							
		卵	50							
		かんぴょう	3							
		砂糖	3							
		しょうゆ	6							
		みりん	3							
		さやえんどう	10							
	おひたし	とう菜	70							
		花かつお	0.5							
		しょうゆ	5							
		だし汁	5							
	長いもの三杯酢	長いも	80							
		砂糖	4							
		しょうゆ	5							
		酢	2							
		青のり	0.3							
	単位計									
	指示単位									

4 糖尿病性腎症患者に対する栄養指導

1 糖尿病性腎症の栄養指導の重要性

糖尿病の合併症に糖尿病性腎症がある。糖尿病の食事療法を実施している患者が、腎症を合併することは、糖尿病の食事療法に腎臓病の食事療法をあわせて実施する必要が生じる。ところが、糖尿病の食品交換表と腎臓病の食品交換表では表の分類も単位算出の基礎もまったく違い、改めて腎臓病の食品交換表を理解するのもむずかしく、また糖尿病の交換表との使い分けも繁多である。

そこで、糖尿病の食品交換表を使用し、たんぱく質のコントロールが可能な方法に変換すれば、容易である。ここでは、その方法を実習する。

2 糖尿病の食品交換表を腎臓病の食品交換表として使用する方法

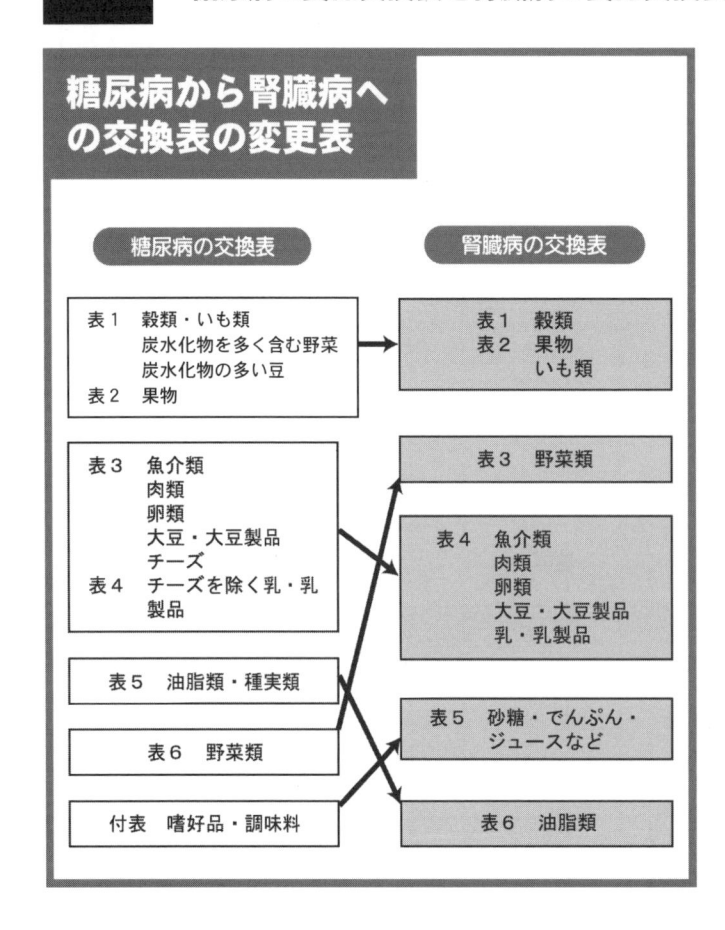

糖尿病から腎臓病への交換表の変更表

糖尿病の交換表

- 表1 穀類・いも類
  炭水化物を多く含む野菜
  炭水化物の多い豆
- 表2 果物
- 表3 魚介類
  肉類
  卵類
  大豆・大豆製品
  チーズ
- 表4 チーズを除く乳・乳製品
- 表5 油脂類・種実類
- 表6 野菜類
- 付表 嗜好品・調味料

腎臓病の交換表

- 表1 穀類
- 表2 果物
  いも類
- 表3 野菜類
- 表4 魚介類
  肉類
  卵類
  大豆・大豆製品
  乳・乳製品
- 表5 砂糖・でんぷん・ジュースなど
- 表6 油脂類

糖尿病性腎症の患者は、腎臓病であるが、糖尿病が改善されたわけではなく、悪化したことで腎症を合併したと考えなければならない。そこで、糖尿病の食事療法は継続する必要がある。そのうえでたんぱく質のコントロールをすればよい。糖尿病の交換表の表1と表2は、ほぼ腎臓病の食品交換表でも表1と表2に読み替えられる。また、糖尿病の食品交換表の表5は腎臓病の交換表の表6に、糖尿病の交換表の表6は腎臓病の交換表の表3に、糖尿病の交換表の付表は腎臓病の交換表の表5に読み替られる。

糖尿病の食品交換表のうちたんぱく質を多く含む食品を集めた表3と表4の使用方法を工夫することで、糖尿病の交換表を腎臓病の交換表として使用することが可能となる。

3 　糖尿病食品交換表の表3・表4の分解

1．糖尿病食品交換表の表3・表4の分解の必要性

　糖尿病の食事をできるだけ変えることなく、腎症に適応できるようにすることが、患者の混乱を避けるためには大切である。そのためには糖尿病の交換表で表3と表4に分類されている、たんぱく質を多く含む食品に注目しなければならない。糖尿病の1単位中にたんぱく質がどのくらい含まれているかを知っておく必要がある。各食品の糖尿病での1単位が腎臓病の交換表で何単位にあたるかを換算し、腎臓病の単位数別に区分しておくと、使用するときに便利である。発売されている糖尿病腎症のための食品交換表はこの考えで作成されたものであるが、使用する目的や使用方法など理解するためにも、患者に指導しやすくするためにも各自作成してみることが必要であろう。

2．糖尿病食品交換表の表3・表4の分解の方法

　糖尿病食品交換表の表3・表4の食品をたんぱく質含量の多少によりいくつかに分解する。糖尿病の交換表と腎臓病の交換表の両方を使って、糖尿病の交換表で1単位にあたる量が、腎臓病の交換表のたんぱく質3g（1単位）では何単位にあたるかを換算する。換算した単位数により、少ない（3単位未満：2単位と換算）、中等度（3〜5単位未満：4単位と換算）、多い（5単位以上：6単位と換算）に区分する。区分した食品を食品群ごとに表にまとめる。

3．糖尿病食品交換表を使っての糖尿病性腎症患者の献立への実際

　TRY 2（P.144）で示す献立は一般食を1600kcal（20単位）の糖尿病患者用に変換した献立である。この患者が腎症を合併したため、たんぱく質45g（15単位）という指示がでた。分解した交換表を使ってたんぱく質の調整のやり方を具体的に実習する。

【 糖尿病の単位配分と腎臓病の単位配分との関連 】

糖尿病の配分指示単位 20単位（1単位＝80kcal）	表1	表2	表3	表4	表5	表6	付表
	10.0	1.0	4.5	1.5	1.0 (3.3)	1.2	0.8
腎臓病の配分指示単位 （15単位）	表1	表2	表4	表4	表6	表3	表5
	1単位＝150kcal		1単位＝30kcal		1g＝9kcal	1単位＝50kcal	1g＝4kcal
	5.3	0.5	7.3		(36g)	1.9	(22g)
エネルギー換算（kcal）	795	75	219		328	95	88

　①糖尿病の食事をできるだけ変えなくてすむように、たんぱく質を多く含む表3・表4のみで調整する。糖尿病の交換表の表1・表2・表6のそのままの量を腎臓病の交換表の単位数に換算する。
　　この場合は7.7単位となる。
　②残りの7.3単位を表3・表4のたんぱく質を多く含む食品でとる。分解した交換表のたんぱく質を少なく含む食品のみで使用しても、糖尿病の交換表の3.7単位となる。
　③糖尿病の交換表の表3・表4の5.4単位と調整した3.7単位との差を表5と付表の砂糖に配分する。

LET'S TRY!

実習テーマ：糖尿病性腎症患者に対する栄養指導の内容を理解し、糖尿病の交換表を使って、腎症に対応できるような使い方を説明する。

ね ら い：糖尿病性腎症患者における食品交換表、表3・表4の取り扱いを理解し、実際に献立を変更することができる。

実習の手順：TRY 1　糖尿病1単位が腎臓病の食品交換表では何単位かを抜き出してみよう。

TRY 2　P.141の3.に習って、1600kcal、たんぱく質45gの献立を実際に変更してみよう。

TRY 1　糖尿病1単位の重量が腎臓病の交換表では何単位かを抜き出そう。

食品群	食品名	重量(g)	少ない(3単位未満)	食品群	食品名	重量(g)	中等度(3〜5単位未満)	食品群	食品名	重量(g)	多い(5単位以上)

食品群	食品名	重量(g)	少ない(3単位未満)	食品群	食品名	重量(g)	中等度(3〜5単位未満)	食品群	食品名	重量(g)	多い(5単位以上)

TRY 2 献立を実際に変更してみよう（1600 kcal、たんぱく質 45 g）。

区分	献立名	食品名	摂取量(g)	表1	表2	表3	表4	表5	表6	付表	献立・使用食品変換
朝食	ごはん	飯	150	3.0							
	すまし汁	三つ葉	5						※		
		豆腐	25			0.25					
		塩	0.4								
		しょうゆ	2								
	おとし卵	卵	50			1.0					
		しょうゆ	3								
		だし汁	3								
	おひたし	青菜	40						※		
		もやし	30						※		
		しょうゆ	4								
	牛乳	牛乳	180				1.5				
	漬け物	きゅうり	20						※		
		塩	0.2								
昼食	ごはん	飯	150	3.0							
	魚の鍋照り	ぶり	60			2.0					
	(付け合わせ)	小麦粉	4	0.2							
		しょうゆ	8								
		みりん	6							0.17	
		酒	4							0.05	
		油	1.5					0.13			
		ブロッコリー	40								
		しょうゆ	2								
		ねりからし	0.5								
		トマト	45						※		
	炒りなます	にんじん	15						※		
		レンコン	30	0.25					※		

区分	献立名	食品名	摂取量(g)	表1	表2	表3	表4	表5	表6	付表	献立・使用食品変換
(昼食)	(炒りなます)	大根	20						※		
		こんにゃく	40								
		ごま油	1					0.1			
		しょうゆ	4								
		酢	4								
		みりん	3							0.1	
		いりごま	1					0.07			
	漬け物	たくわん	10						※		
	果物	リンゴ	150		1.0						
夕食	ごはん	飯	150	3.0							
	みそ汁	わかめ	1.5								
		じゃがいも	15	0.15					※		
		みそ	10							0.25	
	鶏ささみの	鶏ささみ	60			0.75					
	からし揚げ	ねりからし	4								
	(塩もみ)	しょうゆ	4								
		酒	4							0.05	
		でんぷん	8	0.4							
		揚げ油	7					0.7			
		きゅうり	20						※		
		キャベツ	20						※		
		にんじん	5						※		
		塩	1.3								
	煮物鉢	にんじん	40						※		
		タケノコ	30						※		
		こんにゃく	40								
		さやいんげん	10						※		
		がんもどき	20			0.5					
		しょうゆ	7								
		みりん	6							0.16	
	単位計			10.0	1	4.5	1.5	1	1.2	0.8	
	糖尿病の配分指示単位			10.0	1	4.5	1.5	1	1.2	0.8	
	腎臓病の配分指示単位										

STEP 3 在宅訪問栄養指導の実際

　疾病状態の安定がみられれば、誰しも住み慣れたわが家での療養を望むものである。高齢になって誰かの手助けを必要としても、できるだけ住み慣れたわが家で過ごせたらと思っている人は多く、人生の最後は自分の家で穏やかにと願っている人も多い。介護保険法実施の理由にもわが国の高齢化が急速に進み、介護の必要な高齢者が増加していることがあげられている。対象者の要求と現実をあわせ考えると、在宅で療養しようとする対象者が増加することは予測される。食物摂取を欠いては生命を維持することはむずかしく、家にいながら対象者がいかに満足して過ごすことができるかが課題となってくる。そのために、在宅訪問栄養指導の果たす役割は大きいといえる。

1 在宅介護の栄養アセスメント

1 在宅介護の目的

1．在宅介護への期待
　誰もが、いくつになっても、どういう状態になっても、住み慣れた家で、家族に囲まれた、ごく自然な生活を送りたいと願うように思う。しかし、迷惑をかけたくない、家族の負担の大きさを考えて仕方ないとがまんしている人は少なくない。対象者にとって住み慣れた家で家族とともに過ごすことによるメリットは大きく、家族にとってもそうありたいと願う気持ちは同じであろう。在宅で介護することにより次のようなことが期待できる。

①対象者のQOLを高める
②家族とともに過ごす精神的安定と安心
③肉親でなくては味わえない思いやり
④自分の家で過ごす満足感
⑤好きなとき好きなことをという個人によりあった介護の可能性

2．在宅介護で想定される問題点
　在宅介護に期待されることはたいへん大きい。しかし、家族にとって在宅介護の負担が大きいことも事実である。自分の家族は、自分の家で、自分の手でと願わない人はいない。在宅介護をするとなるとさまざまな想定される問題を解決する必要が生じてくる。想定される問題を無理することなく解消することで快く介護にあたりたいものである。想定される問題点を次にあげる。

①手不足
②介護者の年齢や体力の規制
③介護者の知識や経験不足からくる適応不足
④介護のための道具や器具、材料不足
⑤介護に専念するための経済力

2 在宅介護の栄養アセスメントの留意点

在宅介護を必要とする人には何らかの既往症をもつ人が多い。また、既往症がないにしても、どこか不自由なところがあって、一人では日常生活に不都合を生じている人が対象となる。栄養アセスメントの内容や項目は、臨床での栄養アセスメントに準じるべきであるが、臨床でのアセスメントに加えていくつかの点についても把握する必要があろう。

1．栄養アセスメントの方法

在宅介護の栄養アセスメントにあっても、一時点での実態把握に終わることなく、常時、対象者の変化に気を配らなくてはならず、訪問のたびにアセスメントすることが必要である。静的アセスメントと動的アセスメントを組み合わせて十分な実態把握をしながら、適切な指導にあたるように努めなければならない。

2．栄養パラメータ

在宅介護の栄養アセスメントでは、機能的な点から臨床での栄養パラメータにいくつかの項目を加える必要がある。できるだけ残存機能を活用し、自分でやる意欲と自分でやれる自信をもたせるように導くことが在宅介護には必要であろう。追加したい栄養パラメータは次のとおりである。

①視診により把握したい項目
　　　顔色、声、表情、気力　など
②食物摂取に関する項目
　　　残存機能：咀嚼・嚥下に関する機能、四肢の機能　など
③身体状況
　　　体位、日常の生活状況　など

2 在宅訪問の留意点

1 在宅訪問での心構え

　在宅訪問をするということは、とかく訪問側が主体となりやすい。誰しも元気な若々しい姿は見せても、弱ってしまい、介護を必要とするようになってしまった姿は見せたくないと思うのは当然である。また、家族にとっても、対象者の寝室まで入り込んで対象者の様子を見てこようというのだから、家のなかをのぞかれるような気がして、あまり歓迎されないことが多い。どんな家でも、他人には見せたくない部分や、隠しておきたい部分は数多くあるものである。

　そういう対象者本人の気持ちや、訪問先の家族の気持ちを十分に理解し、あまり深入りすることなく、的確に実態把握をし、対象者のニーズに応えられるような訪問となるように心がけなければならない。

2 対象者との信頼関係

　在宅訪問での栄養指導は、対象者との信頼関係が指導をスムーズに進めるうえでもとても大切である。

　たとえば、訪問先には来客があったり、忙しい日があったりと都合がある。他人に踏み込まれたという感覚を与えないためにもきちんと約束をしてから訪問するようにすることが大切である。また、訪問時にはきちんと玄関から入るという心がけも大切であろう。そして、関係するスタッフと十分に連携をとって、訪問することも忘れてはならない。

　家族とのかかわりについても考慮する必要がある。「ああしろ」「こうしろ」と指示することは簡単である。しかし、実際に介護するのは家族であり、訪問指導者ではない。介護する人の意思を尊重する姿勢を大切に、引き下がることも大切である。

　指導する側は、どうしても一方的になってしまい、おしきせになりやすい。相手の気持ちになって、十分に相手の話を傾聴する姿勢が大切である。ときには、何もせず、ただそこにいるだけでも十分なこともある。

　対象者本人や家族自らが、やってみよう、やらせてみたいと思えるように、興味を引き出すことも大切である。簡単に結果がでるような事柄から順次指導し、興味を引き出すことは大切といえる。

　対象者本人にとっても、介護に不安をもっている家族にとっても、同意してもらうことや、認めてほめてもらえることは自信につながる。できるだけ長所を見つけほめることも大切である。

　この方法はよいとか、これをしたからこうなったなどと決めつけられることは、あまり好まれない。本人に対しても、家族に対しても、評価はそれぞれ自分自身で行うように方向づけることも大切である。

　忙しいからとか、あまり様子に変化がないからとかで途絶えてしまうと、次に受け入れられなくなりがちである。定期的に訪問し、かかわり続けることはさりげない訪問を可能にする。

　本人および家族のプライバシーの保護につとめ、必要なときに適切なアドバイスがあり、約束はかな

らず守るなどを心がけ、信頼できるという安心感をもってもらえるように努めるべきである。
　在宅患者との信頼関係のポイントをまとめると以下のとおりである。次のようなことに気をつけ、対象者とのよりよい信頼関係を築いてもらいたい。
　　①事前に訪問の約束を
　　②関係スタッフとの連携を十分にとる
　　③家族の意思を尊重する
　　④傾聴する
　　⑤興味を引き出す
　　⑥長所を見つけ、ほめる
　　⑦裁かない
　　⑧かかわり続ける
　　⑨一貫して信頼できる存在であり続ける

3 食事介護

1 食事介護の基本

　「元気になってほしい」「たくさん食べてもらいたい」との介護者の心のこもった愛情に満ちた思いは、かならずや対象者には伝わるものである。「食べさせる」とか「こんなにやってあげているのに」などの介護者の立場だけを主張し、恩着せがましい気持ちで接すると、イライラしたり、介護者ペースになってしまいがちである。つねに対象者の気持ちで、対象者のペースで心をこめて接することが大切である。
　介護をするということはすべて手をかけてやってあげることではない。介護されたいと願う人はいなく、何とか自分でと願っている。自分のことは自分でできるようになることが、対象者にとって、日常生活を豊かなものにし、満足感をもって生活することにつながる。介護はあくまで援助であって、補助することである。
　対象者本人が、負担になっていると感じたり、邪魔者だと感じるようなことがあっては、生きる希望はもてない。何かの役に立っている、誰かの役に立っている、誰かが喜んでくれていると感じられるときに生き甲斐を感じることができるのである。本人が生きる希望がもてるように、尊敬と感謝の気持ちで接することが大切である。
　以下、食事介護の基本をまとめると次のようになる。
　　①心の交流
　　②自立への援助
　　③生きる希望をもたせる

2 食事介護の留意点

食事介護にあたっては、摂食し、咀嚼・嚥下の過程を経て、消化吸収され、排泄するそれぞれの過程に対し、対象者の実態に合わせた配慮が必要であり、次の点に留意する。

①摂食に対する留意点

使わない機能の低下はいちじるしい。経口摂取が可能か、経管摂取か、食事の形態・内容はどんなものか、体位移動は可能か、食べようという意欲はあるかなどを把握し、できるだけ消化管を使った摂取に心がけたいものである。

②咀嚼・嚥下に対する留意点

咀嚼能力の把握のための残存歯の有無、入れ歯の有無・状態の確認、食べ物の固さ、食べやすさ、味に対する感じ方、嗜好、嚥下能力の把握とむせの有無、飲み込みやすい食べ物への配慮などに留意する必要があろう。

③消化吸収に対する留意点

消化吸収能力はどのくらいあるのか、どういう状態で調整したらよいか、体重や筋力低下はないか、検査データに変化はないかなど、つねに留意して介護にあたりたいものである。

④排泄に対する留意点

自立排泄が可能か、下痢や便秘の有無など留意しながら、食事の内容や量にまで気を配って介護にあたるように心がけたい。

3 摂食困難者に起因する問題

摂食困難者に起因する問題には、次のようなことが考えられる。対象者の状態をつねにきちんと把握し、適切に対応をすることが必要となってくる。

①誤飲性肺炎

通常では、食べ物が誤って気管に入ってしまうと、せきをして入らないようにしている。しかし、その機能が低下すると出し切れずに気管の中に入ってしまう。気管に入ると肺炎を起こすことがあるので注意が必要である。起きた姿勢での摂食のほうが気管には入りにくいので、できるだけ座位が保てるように配慮したい。

②摂食障害による欲求不満

食べたいのに思うように食べることができない。ついイライラが生じがちである。器具や容器を工夫し、励ましながら、対象者のペースでゆったりと進めることが必要である。

③食事摂取に対する不安および恐怖心

「うまく食べたり飲み込むことができない」「食べるとむせて苦しい」など食事をすることで起きる苦痛から食事をすること自体が不安になったり、恐怖になったりすることは多い。あせらずに対象者の状態に見合った無理のない摂取を行いたい。

④水分・栄養素不足

細胞外液の量は年齢に関係なく一定に保とうとする。外液が不足すると内液から補充している。高齢

になると細胞内液の量が少なくなり、余力がなくなる。また、食事量の関係から、とかく栄養素等が不足になりがちである。つねに訴えに目を向け、補給できる体制と予防に心がけることが大切である。

4 経口摂食における食事の条件

経口摂食における食事に対しては、以下の点に留意する。

①食欲を増進させる

介護の必要な対象者にあっては、食物摂取量の減少にともなう低栄養状態に陥りやすい。体位の移動や、リハビリなどをふまえた四肢の訓練、移動可能な対象者にあっては車椅子や歩行補助具を使用しての歩行など、体を動かすことにより少しでも食欲が増すような工夫が必要である。

②食べる意欲を起こさせる

食べたいという気持ちになるのは、おいしそうに見えるとか、おいしそうなにおいを感じるときである。食べ物を自分で見ながら、適温で食事ができることは食べたいという気持ちを起こさせるためには大切なことである。また、やさしい言葉がけや励ましも意欲を起こさせるために大切といえる。

③咀嚼・嚥下が可能な食事

食べ物の固さや大きさ、汁物のとろみ、また一人で食事をすることのできない人は、食べさせる順序など工夫することで食べやすかったり、食べにくかったりする。食べ物の選択や調理には十分な配慮が必要である。

5 介護食の基本

介護食の基本は、次の3点である。介護食には配慮しなければならない点は多くあるが、介護のしやすさだけにとらわれず、対象者にとっても楽しい食事になるよう心がけたい。

①介護食における食品の目安

1日に摂取したい食品は個々にあったものでなければならず、決まった量があるわけではない。しかし、毎食茶碗1杯の主食、1種類の主菜、1～2種類の副菜に1日に1本程度の牛乳を目安量とし、それぞれにあったように調整することが必要である。

②摂食状態に合わせた調理形態

できるだけ形があり家族と同じ食べ物のほうが食欲もわき、おいしく食べられるはずである。しかし、噛めなかったり、飲み込めなかったりという摂食機能に問題がある場合には配慮する必要がある。介護のしやすさという観点からむやみに軟らかくしたり、細かくしたりすることは控えるべきである。

③簡単に栄養補給ができる料理の工夫

食事量不足が起きやすい在宅患者にあっては、少量で栄養補給が可能なような良質で消化のよい料理を用意することも大切である。粥をはじめ茶碗蒸しや豆腐を使用した料理、ヨーグルトや良質のアイスクリーム、ゼリーやムース、マッシュ野菜などが適している。

4 在宅訪問栄養アセスメントの実際

　在宅介護において、対象者の栄養状態は、治療効果や残存機能の維持・回復に大きく影響するためとても重要である。したがって、在宅訪問栄養アセスメントの果たす役割は大きく、適切な栄養管理がなされたことにより、元気を取り戻したり、残存機能の維持や回復効果が見られた例が数多く報告されている。平成12年度からスタートした介護保険は、その必要性から在宅介護を中心に考えられたものであり、介護保険制度の改正にあたっても、リハビリを重視したり、適切な栄養管理による機能回復で対象者本人の生きる希望や生き甲斐を感じた生活を求めている。介護保険の導入により、ようやく在宅訪問栄養指導も広がりつつあるが、まだ十分に行われているとは言い難い状態である。しかし、その必要性は大変大きく、これからの管理栄養士・栄養士に求められていると思う。要求に応じることができるためには、その方法を一通り知っておかなくてはならない。新潟県栄養士会が作成し、実施した方法の一部を例に紹介したい。

1 介護者に対する指導例

　介護者の介護に対する不安を解消し、対象者により満足してもらえるような介護のあり方を実現していくことを目的に、介護者のための介護マニュアル（「こんな工夫でおいしく楽しく食べられる」）を作成し、介護者に対し援助しようとするものである。介護者が対象者の実態に合わせた介護を可能にするために、身体機能、摂食状態、体位など対象者の状態を、YES・NO方式で答えることで、介護の仕方、適した食事形態、具体的な食事例へとつながるような形式で作成されたものである。

2 栄養士による在宅訪問栄養指導の例

　栄養士が訪問して栄養指導にあたる際に行う栄養アセスメントの方法である。在宅訪問をするのは他職種の人と一緒のことはあっても、複数の栄養士で訪問することは少ない。訪問する際には、把握しなければならない項目や内容に落ちがあっては無駄になるばかりか、対象者や家族にとって迷惑となってしまう。また実態把握にあまり時間をとってしまっても対象者や家族に負担になってしまう。

　訪問時にどのような項目について、どの程度把握すれば適切な実態把握ができるのか、把握した事柄からどの程度の内容を把握すればよいのかなどの指標があり、マニュアル化してあれば、知りたい項目が抜けていたり、時間がかかり過ぎる心配はない。

　そこで、実態把握のための栄養状態の評価表、日常の行動と食物摂取状況を把握するための調査票、調査の内容から読みとるべき数値の算出表、指導表、経過記録表などを作成したものが、次ページ以下の調査票である。同一の調査票を使用することによって、把握する内容に訪問する栄養士による差がなく、どのくらいの実態把握をしたらよいかの訪問栄養士の目安となり、よりよいアセスメントを行うことを可能にすると思う。なお、アセスメントは対象者本人に対するものばかりでなく、家族構成・家族の理解度・主たる介護者など、介護者に対しても行うことが大切であろう。

　身近の対象者に対して、紹介する調査票を使って実施してみることで、在宅訪問栄養指導の実際を実習しておきたいものである。

【 訪問栄養指導　栄養・食事の評価表　A表 】

No.	訪問年月日	訪問栄養士氏名
	年　　月　　日（　曜日）	

訪問対象者	1．氏　名	
	2．住　所	
	3．主治医・診療所名	
	4．既往歴・現症歴・現状・家族歴	
	5．生活状況 　(1)世帯類型 　(2)調理担当者 　(3)食事のとき 　(4)家族の理解 　(5)仕事・役割	一人暮らし　　高齢者のみ　　他同居人（　　　）人 本人　　妻　　夫　　嫁　　娘　　息子　　他（　　　） 孤食　　複数　　家族と一緒 あり　　なし　　その他 （　　　　　　　　　　　　　　　　　　　）
	6．栄養指導・要請等 　(1)検診結果 　(2)食事療法 　(3)訴え・要望 　(4)その他	 本人 家族 介護者
	7．服薬状況	

備考	

【 訪問栄養指導　栄養・食事の評価表　B表 】

	項　目	身長　　　　cm　　体重　　　　kg　　標準体重　　　　kg	
		訪問年月日　　年　月　日	訪問年月日　　年　月　日
1　栄養状態	(1) 現体重	kg	kg
	(2) 体格指数（BMI）		
	(3) 平常体重との比較（％）	％	％
	(4) 皮下脂肪厚	mm	mm
	(5) 体脂肪率	％	％
	(6) 間接熱量測定	kcal	kcal
	(7) 血清アルブミン濃度	g/dl	g/dl
	(8) 血液濃度 　　Ｈｂ値 　　Ｈｔ値	 mg/dl ％	 mg/dl ％
	(9) 空腹時血糖 　　ＨｂＡ１ｃ	mg/dl（空・食後　h） ％	mg/dl（空・食後　h） ％
	(10) 血清脂肪 　　中性脂肪 　　総コレステロール値 　　HDL－コレステロール値	 mg/dl（空・食後　h） mg/dl mg/dl	 mg/dl（空・食後　h） mg/dl mg/dl
	(11) 血圧値	最大　　mmHg　　最小　　mmHg	最大　　mmHg　　最小　　mmHg
2　外観所見	(1) 顔色	よい　　普通　　悪い	よい　　普通　　悪い
	(2) 声	大きい　普通　小さい	大きい　普通　小さい
	(3) 笑顔	多い　　普通　少ない	多い　　普通　少ない
	(4) 気力	あり　　普通　ない	あり　　普通　ない
	(5) 身体活動	積極的　普通　消極的	積極的　普通　消極的

【 日常の行動と食物摂取の概況 】

訪問年月日　　年　　月　　日			
項　目	時刻(頃)	身体活動（目安時分）	食物摂取量（目安g）
起　床			**朝食主食** 　主菜 　副菜 　汁 　その他 **昼食主食** 　主菜 　副菜 　汁 　その他 **夕食主食** 　主菜 　副菜 　汁 　その他 **間食**
就　寝			

【 栄養素等摂取量 】

項　目	訪問年月日　　年　　月　　日					訪問年月日　　年　　月　　日				
	経　口	経腸栄養	静脈栄養	補助食品	合　計	経　口	経腸栄養	静脈栄養	補助食品	合　計
エネルギー (kcal)										
たんぱく質 (g)										
脂質 (g)										
炭水化物 (g)										
カルシウム (mg)										
鉄 (mg)										
ビタミン A (μg)										
ビタミン B$_1$ (mg)										
ビタミン B$_2$ (mg)										
ビタミン C (mg)										
食塩 (g)										
食物繊維 (g)										
穀物エネルギー比率 (%)										
たんぱく質エネルギー比率 (%)										
脂質エネルギー比率 (%)										
炭水化物エネルギー比率 (%)										
食物アレルギー										
嗜好										

【 身体活動レベル 】

生活動作(時間)	訪問年月日　　年　　月　　日	訪問年月日　　年　　月　　日
睡　眠	時間	時間
座　る	時間	時間
立　つ	時間	時間
歩　く	時間	時間
身体活動レベル		

【 食事摂取基準および充足状況 】

項　　目	訪問年月日　年　月　日		訪問年月日　年　月　日	
	食物摂取基準	充足状況	食物摂取基準	充足状況
エネルギー (kcal)				
たんぱく質 (g)				
脂質 (g)				
炭水化物 (g)				
カルシウム (mg)				
鉄 (mg)				
ビタミン　A (μg)				
ビタミン　B_1 (mg)				
ビタミン　B_2 (mg)				
ビタミン　C (mg)				
食塩 (g)				
食物繊維 (g)				

【 訪問栄養指導　栄養・食事指導表 】

(No.　　　　　　　)
訪問年月日　　年　　月　　日
担当栄養士氏名

1. 課題・提案事項

_____
_____
_____
_____
_____
_____
_____
_____

2. 食物構成

参考値：穀類エネルギー比率50％　たんぱく質エネルギー比率20％
　　　　脂質エネルギー比率20％　炭水化物エネルギー比率60％

食事区分	時刻（頃）	主　食	主　菜	副　菜	汁（飲物）	その他
朝　食						
昼　食						
夕　食						
間　食						

3. 指導経過

(No.   )

期　日	S（主観的情報）	O（客観的情報）	A（分析評価）	P（助言および指導計画）	記録者

指導目標	

〈おわりに〉
正しい基礎知識を柔軟に応用

　栄養指導は栄養についての知識を教えようとするものではなく、実生活のなかによりよい食習慣を根づかせて、日常の生活のなかに自然に取り込まれるように方向づけることにある。誰しも自分のやり方や生活経験・環境を、普通であり、当たり前だと思いがちである。ごく自然な日常の生活や食習慣を変え、そのうえ根づかせ、当たり前にしてしまうことはやさしいことではない。同じ経験と同じ環境にあって、同じ観念をもっていなければ、とても不可能といってよい。しかし、完全に行うことができなくても、よりよい方向づけをすることや、よりよい生活へと導くことは可能である。そして、このような方向づけこそが必要であり、大切なのである。

　そのためには、さまざまな生活経験・環境を理解し、それぞれの価値観・観念で対処しなければならないが、それには指導者自らが生活経験を豊かにし、社会的かかわりをより多くもつことが必要であり、指導技術に対する熟練や経験が必要なことはいうまでもない。

　しかし現実には、経験豊かな栄養士にばかりでなく、卒業したての若い栄養士にも、栄養指導は要求されている。経験したことのない生活の様子や、その生活をふまえて培われた習慣や考え方を知ることができなければ、実態の改善はならず、ましてや対象者の要求に応えることなどは到底できないのである。そのためには、卒業したての若い栄養士にも、同じような視点に立って、同じようなレベルで対象者の様子を評価できるような方法が必要となる。

　本書でとりあげた実習は、誰でもが同じ視点で、同じレベルで対象者を把握するための、もっとも基本となる部分のみの実習である。この実習をし、ここまでの内容を十分理解できたからといって、対象者に見合った、適切な栄養指導ができるものではない。しかし、どんな経験をもったベテランの栄養士

であっても、この実習で行った程度の実態把握と知識のうえに立たなければ、最低限の対象者の実態を把握することができず、適切な栄養指導は成り立たないのである。つまりここでの実習は、すべての栄養指導を行ううえでの、基盤であり、どんなに経験を積もうが、どんなにベテランになろうとも、欠くことのできない必需品といえる。経験を積むにしたがって、この実習での作業が円滑となり、この実習での内容が対象者にあった応用の利くものとなっていくのである。

　栄養指導を実生活のなかに根づかせ、当たり前のこととして生活に取り込めることを目指すように、指導者側の栄養士にとっても、繰り返し実習をすることで、誰に対しても、いつでも、実施する指導場面に適応でき、日常のこととして、自然に使いこなすことができることが必要である。本書を、指導に直面したつど、その対象者に応じて、さまざまに利用することで、応用力のある、対象者の要求に見合った栄養指導を可能とし、その繰り返しが、ゆくゆくは対象者の満足のいく、生活のなかに取り込まれる、当たり前のこととして実施される栄養指導につなげることができるものと思う。

　そのためにも、学生のうちに、最低ここまでの内容を十分に理解し、その手法を自由に使うことができるように繰り返し実習しておくことが大切であり、卒業して一人で対処しようとするときの役に立ち、自分で記載したノートは、忘れかけたことを思い出したり、確認するのに役立つものと思う。

　高齢化社会、核家族化はますます進んでいくことが予測されている。栄養指導はさまざまな場やさまざまな人に対してますます必要となり、果たす役割も大きいものと思う。現に、若い人の台所離れや、調理に対する知識のなさや技術のなさは増大しており、スーパーマーケットやコンビニエンスストアで買って食べるものがお総菜であるかのような勘違いをしている人すら現れている現実である。ひどい場合には、すでに親の世代に同様なことが起こっており、家で食事の用意をする姿を見せたことがなかったり、ましてや昔ながらの食卓を囲んだ、主食があって、おかずがあって、みそ汁のある、いわゆる日本食の良さなど伝わらない現実を指摘する人もいる。こうなると、栄養指導の場は、今までの一般の家庭や地域の場、臨床の場、特定給食施設の場にとどまることなく、スーパーマーケットやコンビニエンスストアの店頭で、「この総菜とこの総菜を組み合わせて」とか、「この総菜にはこの栄養素が不足するのでこれを追加して」などと指導しなければならなくなることも懸念される。

　どんな場にあっても、どんな対象にあっても、的確に実態を把握し、すべての人が健康で豊かな生活が送れるような、適切なアドバイスができるよう、またその生活が当たり前と思ってもらえるような栄養指導となるように研鑽を積みたいものである。

巻末資料1

研究をまとめよう
―研究をレポートや論文にまとめる際の手順を確認しよう―

　研究をし、まとめることは自分の仕事の確認、評価、次へのステップとしていくうえできわめて大切なことである。そこで、ここでは研究のまとめ方の基本的な手順を確認しておく。みなさんが、実際に研究論文を作成する際の足がかりとして役立ててほしい。

　研究論文などを作成する際、もっとも重要なポイントは研究テーマの設定である。テーマは以下のようなことを参考に設定していくとよい。
　　①テーマは、自分が興味や関心をもっていること、気になっていることなど、身近なところから考え、選んでいく。
　　②テーマは、問題が大きいとどこから手をつけてよいかわからなくなるので、小さな問題に絞って考える。
　　③文献を読み、先行研究などから、自分が研究しようと思うテーマに関連する知識をできる限り多く得るようにする。
　　④学問的にも問題とされているものや、研究の必要性があると思われるものに、自分のテーマをリンクさせる。
　また、研究論文を書くときには、自分の思いこみや周囲の先入観に左右されることなく、その問題・事象を客観的にとらえ、論理的に判断していくことが必要である。

　これらのことをふまえ、以下の手順を参考に研究をまとめてみよう。

論文の構成

研究論文は、通常、以下のような構成をとる。
① 題名（表題、テーマ　等）、研究者名、目次
② 序論（まえがき、はじめに、目的　等）
③ 研究方法（調査方法、実験方法、文献研究　等）
④ 研究結果（調査結果、実験結果、文献研究結果　等）
⑤ 考察
⑥ 結論（おわりに、まとめ　等）、および謝辞
⑦ 引用・参考文献

論文の書き方・まとめ方

1. 題　名
論文の題名は、論文や研究テーマでとりあげた問題を代表して表すものである。次の点に留意して考える。
① 論文の内容を的確に表すものとする。
② 簡潔で明瞭な表現を用いる。
③ 読者の興味や関心を呼び起こさせるような表現を考える。
④ 論文が長大なものになるとき、あるいは継続性のある場合は、題名に第1報、第2報……とし、その報ごとの内容を明記する。

2. 序　論
序論は、本論に入る"まえがき"といったもので、結論とならんで本文を代表するものである。ここでは、調査・研究を実施した主旨や目的について述べる。序論のまとめ方として、次の3つの柱にそって行うとよい。
　① テーマにとりあげた問題の重要性
　② 問題の現状分析
　③ 今、とられている対策について

3. 研究方法
この研究のためにどのような方法を用いたか、調査対象、研究に要した期間、調査など研究を進めた作業手順についてまとめる。
（1）調査研究
　① 対象（人員、性、年齢、職業　等）
　② 期日、期間
　③ 調査方法（測定方法、集計方法、調査方法・アンケート　等）

（2）実験研究
　　①実験対象（人、もの）
　　②実施期日、期間
　　③実験方法（測定方法　等）

（3）文献研究
　　①文献名
　　②著者名（※文献で研究した内容について、〇〇（研究者名）の××によれば等と明記する）

4．研究結果

研究結果は、論文のなかではもっとも重要な部分であり、研究のポイントである。
次の順序でまとめていくとよい。
　①結果の選択をする。
　②収集した資料（データ）を表現の仕方や配列順序を考えて提示する。（表、図、グラフなどを使用し、わかりやすくまとめて表す）
　③結果は事実を客観的に表現し、無理な解釈や拡大解釈をしてはならない。（この場合、平均値、最大値、最小値、標準偏差、変動係数など統計的な解析をする）

5．考　　察

　結果をどう読みとるか、算出された数値は何を意味するのかなど、多角的・理論的に検討し、秩序立てて自分の意見や思考をまとめる。たとえば、
　・この結果にはどのような意義があるのか。
　・この結果が出たのはどこに原因があったのか。
　・研究結果と学説との比較についてはどうか。
などである。
　なお、考察をまとめるにあたっては、次のような点に留意する必要がある。
　・ここでは、自分の意見や考え方を述べることが重要なので、図表中の細かいデータなどに繰り返し言及しないほうがよい。
　・一定の条件のもとでの研究結果なので、それを性急に一般化・普遍化するようなことはしてはならない。
　・数学的取り扱いについては、数値の信頼度を十分に考慮に入れて論述する。

6．結　　論

　結論は今まで述べてきたことを要約すると同時に、この研究の成果をふまえて、今後どのような事柄を自分の課題とするか提示する。
　また、研究にあたって、指導を受けたり、お世話になった方に対する謝辞も述べる。

7．引用・参考文献

論文中に、文献の文章あるいは内容を引用するときには、次のように表記する。

- 引用の場合は、本文中ではその部分を「　」でくくり、右肩に番号をつける。また、直接的な引用ではなく、その内容を要約して紹介しているときは、「　」は不要で、文章の最後に番号をつける。
- 論文の最後に番号順にまとめて、書名、引用箇所（頁）などを下記のように表記する。

　雑誌の場合　　：著者名、題名、雑誌名、巻、号、（引用・参考箇所の）頁、発行元、発行年
　単行本の場合：著者名、書名、（引用・参考箇所の）頁、発刊元、発刊年

作成の留意点

1．文章について

① 先行研究・論文を読みこみ、研究論文の文章に慣れる。
② 文章表現は短文で、簡潔にする。
③ 誤字・脱字に気をつけ、正確な表記をする。
④ 情緒的な表現や誇張した表現はさけ、客観性のある適切な語句を使用する。
⑤ 読みやすさを考え、適当に改行する。
⑥ 使用漢字や送り仮名は、常用漢字とする。
⑦ 文体は「である」体にする。

2．原稿用紙等の使い方

① 特別な指定があれば、その指定用紙を用いる。
② ワープロで作成する場合には、指定された字数、行数、書式に従う。
③ 自筆で作成する場合は、筆記用具は黒色のボールペン等を使用し、楷書で書く。
④ 原稿用紙を使用する場合には、書き出しと改行は、1マスあけて2マス目から書き出す。
⑤ 句読点、括弧、記号は1字と数え、数字は2字で1字分と数える。
⑥ 句読点や括弧は、行の頭にこないように、はみ出しても前の行の最後に入れる。
⑦ 章が変わるときは次ページにし、章のタイトルは5行分くらい、節の見出しは3行分くらいとるとよい。
⑧ 図表には、タイトルと番号をつけ、本文の該当個所の近くにおくか、番号をつけ、論文の最後にまとめて入れる。

巻末資料 2

記録用紙を活用しよう
―記録用紙を活用し、効率のよい実習をたくさんこなそう―

　本書で学んだ栄養指導実習を効率よく行うために、「食事摂取調査」から「献立」作成までに最低限必要と思われる基本的な記録用紙等を資料として載せたので、さまざまな実習の際に使用してほしい。
　自分の研究や実習で必要と思われる表や用紙をコピーし、時間のかかるいろいろな記録・計算の効率をあげ、より多くの実習を行おう。

【取り上げた記録用紙等】（以下の頁は複写可）
- 食事摂取調査表（食品記入法による調査）
- 生活時間調査記録表
- 身体活動レベル集計表
- 食事記録表※
- 荷重平均食品群別栄養成分表 作成用紙※
- 荷重平均食品群別栄養成分表※
- 食品構成表
- 食品構成の配分表
- 献立

　※「日本食品標準成分表」に表記してある栄養素で、本文にはふれていなかった栄養素も記録用紙には加筆し、作成。

【 食事摂取調査表 】

(食品記入法による調査)

調査日　　年　　月　　日

氏　名（　　　　　　　　）

区分	料理名	食品名	計測数量（g）	摂取数量（g）
朝食				
昼食				
夕食				
間食 夜食				

指導者名（　　　　　　　　）

【 生活時間調査記録表 】

調査日　　年　　月　　日

氏　名（　　　　　　　　　）

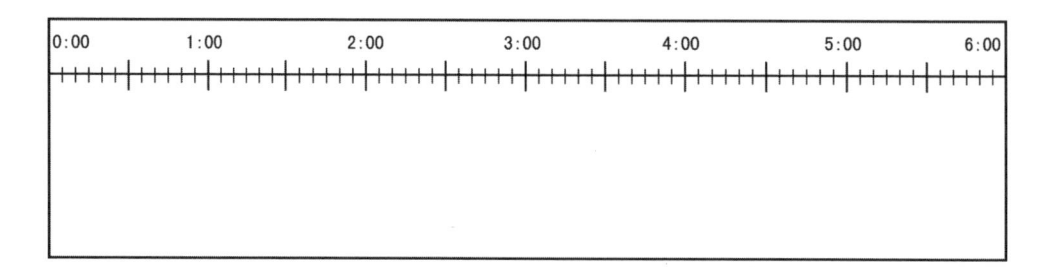

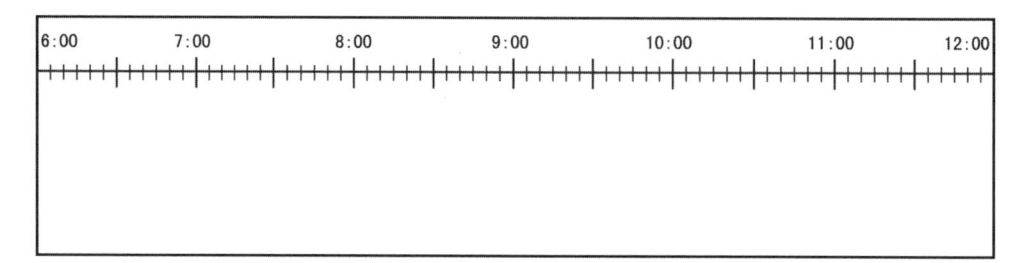

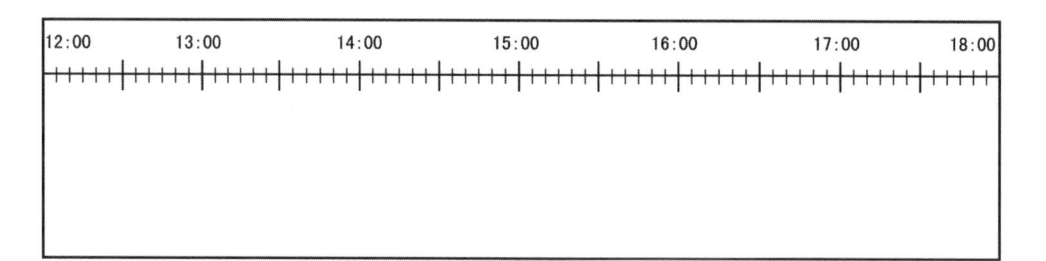

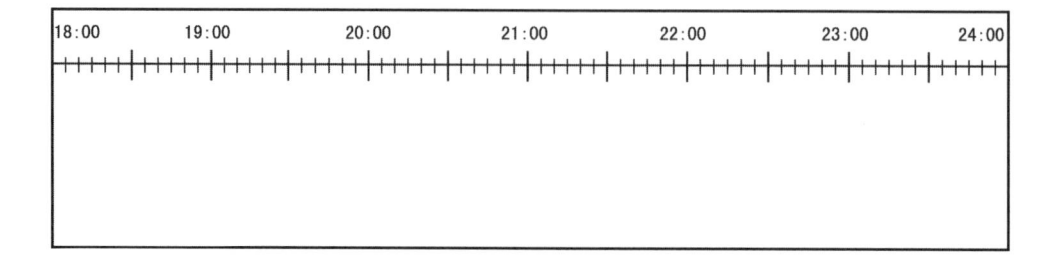

| 0:00 | 1:00 | 2:00 | 3:00 | 4:00 | 5:00 | 6:00 |

| 6:00 | 7:00 | 8:00 | 9:00 | 10:00 | 11:00 | 12:00 |

| 12:00 | 13:00 | 14:00 | 15:00 | 16:00 | 17:00 | 18:00 |

| 18:00 | 19:00 | 20:00 | 21:00 | 22:00 | 23:00 | 24:00 |

指導者名（　　　　　　　　　　　）

【 身体活動レベル集計表 】

調査日　　年　　月　　日
氏　名（　　　　　　　　　）

各種身体活動	活動レベル A	要した時間(分) B	活動別エネルギー A×B	各種身体活動	活動レベル A	要した時間(分) B	活動別エネルギー A×B
睡　眠	0.9						
				合計			

総活動別エネルギー　　÷　　要した時間（分）　　=　　□　　≒　　身体活動レベル　□

指導者名（　　　　　　　　　）

【 食事記録表 】

No. (　　　　)

区分	献立名	食品名	使用量 (g)	摂取量 (g)	エネルギー (kcal)	たんぱく質 (g)	脂質 (g)	飽和脂肪酸 (g)	炭水化物 (g)	食物繊維 (g)	ナトリウム (mg)	カリウム (mg)	カルシウム (mg)
		計											

調査日　　年　　月　　日

対　象（　　　　　　　）

指導者名（　　　　　　　）

	マグネシウム(mg)	リン(mg)	鉄(mg)	亜鉛(mg)	銅(mg)	マンガン(mg)	ビタミンA (μg)	ビタミンD (μg)	ビタミンB₁ (mg)	ビタミンB₂ (mg)	ビタミンC (mg)	食塩(g)	葉酸(μg)

【 荷重平均食品群別栄養成分表　作成用紙 】

No. (　　　　)

食品群	食品名	摂取量 (g)	換算量 (g)	エネルギー (kcal)	たんぱく質 (g)	脂質 (g)	飽和脂肪酸 (g)	炭水化物 (g)	食物繊維 (g)	ナトリウム (mg)	カリウム (mg)	カルシウム (mg)
	計											

	作 成 日　　年　　月　　日
	対　　象（　　　　　　　　）
	指導者名（　　　　　　　　）

	マグネシウム(mg)	リン(mg)	鉄(mg)	亜鉛(mg)	銅(mg)	マンガン(mg)	ビタミンA (μg)	ビタミンD (μg)	ビタミンB_1 (mg)	ビタミンB_2 (mg)	ビタミンC (mg)	食塩(g)	葉酸(μg)

【 荷重平均食品群別栄養成分表 】

作 成 日 　　年　　月　　日

対　　象　（　　　　　　　）

指導者名　（　　　　　　　）

栄養素 食品群	エネルギー (kcal)	たんぱく質 (g)	脂質 (g)	飽和脂肪酸 (g)	炭水化物 (g)	食物繊維 (g)	Ca (mg)	リン (mg)	Fe (mg)	Na (mg)	K (mg)	VA (μg)	VB₁ (mg)	VB₂ (mg)	VC (mg)	食塩 (g)

【 食品構成表 】

作成日　年　月　日
対　象（　　　　　）
指導者名（　　　　　）

食品群	摂取量(g)	エネルギー(kcal)	たんぱく質(g)	脂質(g)	炭水化物(g)
計					

【 食品構成の配分表 】

作成日　　年　　月　　日
対　象（　　　　　　　　）
指導者名（　　　　　　　）

食品群	構成量	朝　食	昼　食	夕　食	合　計

(単位：g)

【 献立 】

作 成 日 　 年 　 月 　 日
対　象（　　　　　　　　）
指導者名（　　　　　　　　）

朝　食			昼　食			夕　食		
献立名	食品名	数量	献立名	食品名	数量	献立名	食品名	数量

(単位：g)

【 引用・参考文献 】

1) 厚生労働省健康局健康栄養指導室『「日本人の食事摂取基準（2020年版）」策定検討会報告書』2020年
2) 文部科学省　科学技術・学術審議会　資源調査分科会『日本食品標準成分表2010』2010年
3) 緑川英子／荒井冨佐子／田伏千代子編『バイタル栄養指導論』医歯薬出版、1997年
4) 隈倉治子／幸林友男編『Exercise栄養指導』南江堂、1995年
5) 石松成子／八丁雄子編『New栄養指導実習』医歯薬出版、1998年
6) 大里進子／若原延子／和田幸枝編『演習栄養指導』医歯薬出版、1996年
7) 細谷憲政／中村丁次編『臨床栄養管理（その理論と実際)』第一出版、1998年
8) 富岡和夫編著『給食の運営 給食計画・実務論（第5版)』医歯薬出版、2004年
9) 中坊幸弘監修、小野章史／小野尚美『カルテ略語Ver.1』中央法規、1992年
10) 日本糖尿病学会編『糖尿病食事療養のための食品交換表　第7版』文光堂、2013年
11) 黒川清監修／中尾俊之編集代表『腎臓病食品交換表　第8版　治療食の基準』医歯薬出版、2008年
12) 松谷満子『健康作り地域組織活動用教材シリーズ1　食生活改善推進委員教育テキスト』財団法人日本食生活協会、2008年
13) 遠藤和男／山本正治『医統計テキスト』西村書房、1992年
14) 新潟県福祉保健部（社）新潟県栄養士会編「平成10年度老人保健健康増進等事業　高齢者栄養指導ネットワークシステム構築事業報告書」1999年
15) 新潟県福祉保健部（社）新潟県栄養士会編「〈在宅高齢者の食事支援のために〉こんな工夫でおいしく楽しく食べられる」1998年

著者	
田 中 ひ さ よ	
	（北里大学保健衛生専門学院　元専任講師）
熊 谷 秀 子	
	（北里大学保健衛生専門学院　元専任講師）

〈装　幀〉
レフ・デザイン工房

〈編集・レイアウト〉
編集部／田中直子

非営利かつ教育的な目的に使用する場合に限り、本書中の「巻末資料2」の記録用紙を複写することを許可します。

〈新訂第3版〉すぐわかる
栄養指導実習

2000年4月7日	初版発行	著者代表	田中ひさよ
2005年3月15日	改訂版発行	発 行 者	服部　直人
2009年4月1日	改訂版第5刷	発 行 所	㈱萌文書林
2009年11月1日	新訂版発行		
2014年4月1日	新訂版第3刷		
2015年3月1日	新訂第2版発行		
2019年4月1日	新訂第2版第3刷		
2020年3月10日	新訂第3版発行		
2024年4月1日	新訂第3版第2刷		

〒113-0021　東京都文京区本駒込6-15-11
TEL(03)3943-0576　FAX(03)3943-0567

印刷／製本　シナノ印刷㈱

〈検印省略〉

Ⓒ2000 Hisayo Tanaka　　Printed in Japan　　　　　　　ISBN 978-4-89347-069-0 C3047